だいわ文庫

買ってはいけない飲み物・お菓子
買ってもいい飲み物・お菓子

渡辺雄二

大和書房

はじめに

▣ 添加物の安全性は人間で調べられていない

「コーラを飲みながらスナック菓子を食べてる時が幸せ」と言う人もいるでしょう。しかし、それを続けていると、体に変調が現れるかもしれません。コーラには発がん性物質が含まれていたり、肝臓にダメージを与える可能性のある合成甘味料が含まれたりします。また、スナック菓子の場合、体の免疫力を低下させる可能性のある合成甘味料が使われている製品もあるからです。

スーパーやコンビニ、駅売店などには、コーラやジュース、缶コーヒー、スポーツドリンクなどの飲み物、チョコレートやアイスクリーム、プリン、スナック菓子、あめなどのお菓子がずらっと並んでいます。しかし、それらのほとんどには食品添加物が使われています。そして、その添加物の中には安全性の不確かなものが数多くあるのです。

現在、飲み物やお菓子のほかにも、ハムやウインナーソーセージ、チーズ、納豆、レトルトカレーなどの加工食品、ソースやしょう油、焼き肉のたれなどの調味料、おにぎりやお弁当、惣菜、パンなど、ありとあらゆる食品が販売されていますが、それらはすべて二種類の原材料で製造されています。

一つは、小麦粉、トウモロコシ、米、大豆、野菜、果物、砂糖、塩、しょう油などの食品原料です。これらの食品原料は、これまでの人間の長い食の歴史によって、安全と判断されたもので、みんなが安心して食べているものです。そして、もう一つが、添加物です。添加物は、食品ではありません。食品原料を使って加工食品を製造する際に、着色したり、においを付けたり、保存性を高めるなどの目的で添加されるもので、それらのほとんどは、まだ使われ始めてから数十年しか経っていません。

これらの添加物について、使用を認可している厚生労働省では、「安全性に問題はない」と言っていますが、添加物の安全性はすべて動物実験によって調べられているだけです。添加物をえさに混ぜてネズミやイヌなどに食べさせたり、直接投与したりして、その影響を調べているにすぎないのです。つまり、人間では調べられていないのです。したがって、人間にどのような影響をおよぼすのかは、本当のところはよく分かっていないのです。

◎毒性の認められた添加物が使われている

さらに問題なのは、動物実験で一定の毒性が認められているにもかかわらず、使用が認められている添加物が少なくないことです。これらは本来使うべきものでないのですが、企業の利益を保護する姿勢の強い厚生労働省は、使用を禁止しようとはしないのです。

たとえば、赤色2号という合成着色料は、アメリカでは、動物実験の結果、「発がん性の疑いが強い」という理由で使用が禁止されました。ところが、日本では今も使用が認められ、業務用かき氷シロップなどに使われています。ほかにも、動物実験で発がん性が認められたり、その疑いのある添加物が数多く使われているのです。

また、動物実験で催奇形性（胎児に障害をもたらす毒性）が認められたり、血液に異常を起こしたり、腎臓や肝臓などに障害をもたらす結果が得られているにもかかわらず、使用が認められているものもたくさんあるのです。

とくに最近、飲み物やお菓子に盛んに使われている要注意の添加物があります。低カロリー・ゼロカロリーの合成甘味料であるスクラロース、アセスルファムK（カリウム）、アスパルテームです。

スクラロースは、甘味が砂糖の約６００倍とされていますが、使用が認可されたのは１９９９年です。ですから、まだ20年くらいしか経っていません。スクラロースは、猛毒のダイオキシンや農薬のＤＤＴと同じく有機塩素化合物の一種です。有機塩素化合物は基本的にはすべて毒性物質であり、食品に添加すること自体、間違っているといえます。実際ネズミを使った実験では、スクラロースが免疫力を低下させることが示唆されています。

アセスルファムKは、甘味が砂糖の約２００倍とされます。認可されたのは２００

0年です。しかし、自然界にまったく存在しない化学合成物質であり、イヌを使った実験では、アセスルファムKが肝臓にダメージを与えたり、免疫力を低下させることを示唆する結果が得られています。

もう一つのアスパルテームですが、認可されたのは1983年。甘味が砂糖の180〜220倍あるとされますが、ネズミを使った実験で白血病やリンパ腫を起こすことが分かっています。また、脳腫瘍を起こす可能性があるとの指摘もあります。

これらの三つの合成甘味料は、コーラ、ジュース、缶コーヒー、スポーツドリンク、飲むヨーグルト、チョコレート、アイスクリーム、ゼリー、スナック菓子、ガム、あめ、パンなど多くの飲み物やお菓子に使われているのです。実際に人間が摂取した場合どうなるのか、今まさに私たちの体で「人体実験」が進行しているような状況なのです。

◙合成甘味料で脳卒中と認知症のリスクが高まる

2017年4月、アメリカのボストン大学の研究グループが、合成甘味料が脳卒中や認知症になるリスクを高めたというショッキングな発表を行いました。

同グループでは、マサチューセッツ州のフラミンガムという町で住民の健康について継続的に調べているのですが、脳卒中は45歳以上の男女2888人、認知症は60歳以上の男女1484人を対象に、食生活などを詳しく聞いた後、10年以内に脳卒中になった97人と認知症になった81人について分析しました。

その結果、合成甘味料入りのダイエット飲料を1日1回以上飲んでいた人は、まったく飲まない人よりも虚血性の脳卒中やアルツハイマー病（認知症の一種）になる確率が約3倍も高かったのです。なお、砂糖入りの飲料を飲んでいる人についても調べましたが、脳卒中やアルツハイマー病との関連は認められませんでした。

どうして認知症やアルツハイマー病の発生率が高くなったのかについては分からないということですが、砂糖入り飲料では影響が認められなかったことから、合成甘味料が脳の血管や組織に何らかの悪影響をもたらしたことが考えられます。

厚生労働省が、消費者の健康よりも、企業の都合を優先させて、安全性の疑わしい添加物の使用を認めている今の状況では、私たち消費者としては、自分の、そして家族の健康や生命を守るために、防衛策をとっていかなければなりません。それは、簡単に言うと、発がん性やその疑いがあったり、肝臓や腎臓などにダメージを与えたり、免疫力を低下させるなどの危険性の高い添加物を拒否するということです。

本書では、危険性の高い添加物を含む製品を×と判定し、具体的な製品名と企業名をあげています。これらを参考にし、危険性の高い添加物を摂取しないように心がけていただければと思います。

買ってはいけない飲み物・お菓子　買ってもいい飲み物・お菓子◉もくじ

第2章 買ってはいけないと買ってもいいの中間

第3章 買ってもいい飲み物・お菓子

×　買ってはいけない飲み物・お菓子

・危険性の高い添加物が使われている製品。

・あまりにも不自然で人工的なにおいや味がして、体に悪影響をおよぼすと考えられる製品。

○　買ってもいい飲み物・お菓子

・添加物を使っていない製品。

・安全性の高い添加物を1〜3品目程度使っている製品。

△　買ってはいけないと買ってもいいの中間

・本文を読んで、「いけない」か「いい」か、ご自分で判断してみて下さい。

なお、本書に出てくるデータは、『第7版　食品添加物公定書解説書』（廣川書店）、『既存天然添加物の安全性評価に関する調査研究』（日本食品添加物協会）、『天然添加物の安全性に関する文献調査』（東京都生活文化局）、第3版および第4版『食品添加物の実際知識』（谷村顕雄著、東洋経済新報社）、『アセスルファムカリウムの指定について』『スクラロースの指定について』（厚生労働省行政情報）、『がんになる人　ならない人』（津金昌一郎著、講談社）、『IARC Monographs evaluate consumption of red meat and processed meat』（WHO PRESS RELEASE No.240）、『Sugar-and Artificially Sweetened Beverages and the Risks of Incident Stroke and Dementia: A Prospective Cohort Study』（Stroke. published online April 20, 2017）などを参考にしています。

第1章

買ってはいけない飲み物・お菓子

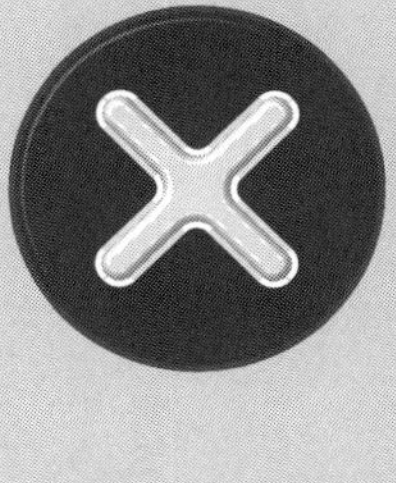

コカ・コーラ プラス

●コカ・コーラカスタマーマーケティング

合成甘味料三つは多すぎる

「『コカ・コーラ』をやめて、『コカ・コーラ プラス』を飲んでいる」という人もいるでしょう。「脂肪の吸収を抑えて、血中中性脂肪の上昇をおだやかにする」というトクホ（特定保健用食品）のコーラです。しかし、合成甘味料のアスパルテーム、アセスルファムK、スクラロースが添加されているので、飲まないほうが賢明です。

ボトルには、「許可表示：難消化性デキストリン（食物繊維）の働きにより、食事から摂取した脂肪の吸収を抑えて、食後の血中中性脂肪の上昇をおだやかにするので、脂肪の多い食事を摂りがちな方、食後の血中中性脂肪が気になる方の食生活の改善に役立ちます」と表示されています。現代人はどうしても脂肪を多く摂りすぎてしまい、中性脂肪が増えて、肥満の原因となっています。また中性脂肪は、コレステロールとともに動脈硬化を引き起こすとも言われています。したがって、「コカ・コーラ」好きには、「コカ・コーラ プラス」はとても魅力的に見えるでしょう。ちなみに、デキストリンと

炭酸飲料

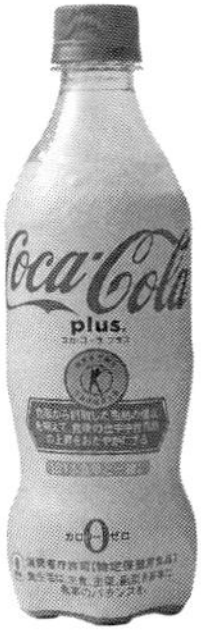

★食品原料 食物繊維（難消化性デキストリン）

★添加物 炭酸、カラメル色素、酸味料、甘味料（アスパルテーム・L−フェニルアラニン化合物、アセスルファムK、スクラロース）、香料、カフェイン

★栄養成分（1本470mℓあたり）
エネルギー0kcal、たんぱく質0g、脂質0g、炭水化物5.2g（糖質0g（糖類0g）、食物繊維5.2g）、食塩相当量0.08g

は、ぶどう糖がいくつも結合した状態のもので、とくに消化されにくいのが、難消化性デキストリンです。こちらは体に害があるものではありません。

しかし、こうしたメリットを打ち消すような合成甘味料が三つも使われているのです。**アスパルテームは、動物実験の結果から、発がん性が疑われています。**また、人間の脳腫瘍の原因になっているとの指摘もあります。

アセスルファムKは、自然界に存在しない化学合成物質であり、動物実験の結果から、肝臓にダメージを与えたり、免疫力を低下させる心配があります。スクラロースは、有機塩素化合物の一種であり、動物実験の結果から免疫力を低下させる心配があるのです。

キリンメッツコーラ

●キリンビバレッジ

トクホのプラス面を打ち消す合成甘味料

2012年4月にトクホのコーラとして初めて売り出された製品です。発売から2週間で100万ケース（1ケース24本入り）が売れたといいます。「コーラは体に悪い」というイメージを、トクホの許可を得ることによって、逆に「体によい」というイメージに転換させたことが、売り上げに結び付いたようです。

ボトルには「食事から摂取した脂肪の吸収を抑え、血中中性脂肪の上昇を穏やかにする」と表示されています。また、「許可表示：本品は、食事から摂取した脂肪の吸収を抑えて排出を増加させる難消化性デキストリン（食物繊維）の働きにより、食後の中性脂肪の上昇を抑制するので、脂肪の多い食事を摂りがちな方、食後の中性脂肪が気になる方の食生活の改善に役立ちます」とあります。

前の「コカ・コーラ プラス」とほとんど同じ内容ですが、実は**難消化性デキストリンが脂肪の吸収を抑える**ことを確かめたのは、キリンビバレッジなのです。同社では、

炭酸飲料

中性脂肪がやや高めの90人をA群とB群に分けて、全員に総脂質量41・2gの食事を摂ってもらい、A群には「メッツコーラ」と同等の難消化性デキストリンが入った飲料を、B群にはそれが入っていない飲料を飲んでもらいました。

その結果、難消化性デキストリンの入った飲料を飲んだ人のほうが、中性脂肪値の上昇が穏やかになることが分かりました。そのため、トクホの許可を得ることができたのです。「コカ・コーラ プラス」は、これを真似たと言えます。

しかし、この製品にも合成甘味料のアスパルテーム、アセスルファムK、スクラロースが添加されているので、×です。

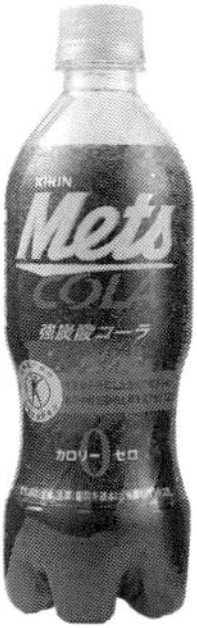

★食品原料 難消化性デキストリン(食物繊維)

★添加物 炭酸、カラメル色素、香料、酸味料、甘味料(アスパルテーム・L-フェニルアラニン化合物、アセスルファムK、スクラロース)、グルコン酸Ca、カフェイン

★栄養成分 (1本480mlあたり)
エネルギー0kcal、たんぱく質0g、脂質0g、炭水化物6.7g(糖質1.3g(糖類0g)、食物繊維5.4g)、食塩相当量0g

コカ・コーラ

●コカ・コーラカスタマーマーケティング

甘味料ゼロなのはいいが……

トクホの「コカ・コーラ プラス」は、合成甘味料のアスパルテーム、アセスルファムK、スクラロースが添加されているため×としましたが、「普通の「コカ・コーラ」はどうなの？」と思っている人もいるでしょう。しかし、こちらもやはり×と言わざるを得ないのです。通常の「コカ・コーラ」の場合、合成甘味料は添加されていません。しかし、あの独特のコーラ色を出すために、大量のカラメル色素が使われており、それに問題があるのです。

カラメル色素は、カラメルⅠ、Ⅱ、Ⅲ、Ⅳの4種類あるのですが、そのうちのカラメルⅢとカラメルⅣには、原料にアンモニウム化合物が使われています。そのため、色素を作る際の熱処理によって4－メチルイミダゾールという物質ができるのですが、アメリカで行われた動物実験によって、それに発がん性のあることが認められているのです。

アメリカでは過去に「コカ・コーラ」に4－メチルイミダゾールが含まれるということ

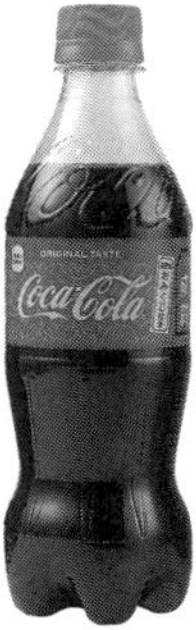

★食品原料 糖類（果糖ぶどう糖液糖、砂糖）

★添加物 炭酸、カラメル色素、酸味料、香料、カフェイン

★栄養成分（100mℓあたり）
エネルギー45kcal、たんぱく質0g、脂質0g、炭水化物11.3g、食塩相当量0g

とが問題になりました。環境規制の厳しいカリフォルニア州では、４-メチルイミダゾールの１日の摂取量を29μg（μは１００万分の１）と定めているのですが、コーラ１缶（約３５５mℓ）には、その３倍を超える１００μg以上が含まれていました。そこで、米コカ・コーラは製法を変えることによって含有量を減らしたコーラを新たに発売し、同州の規制をクリア。しかし、日本で製造されている「コカ・コーラ」は、従来と同じ製造法で作られているため、今もカリフォルニア州の規制を超える４-メチルイミダゾールが含まれています。なお、「コカ・コーラ ゼロ」の場合、カラメル色素が使われているうえに、合成甘味料のスクラロースとアセスルファムＫも使われています。

ペプシ J-コーラ ゼロ

●サントリーフーズ

添加物だけでつくられている飲み物

日本独自のコーラとして売り出された製品ですが、これは、本当に飲み物と言えるのでしょうか？　というのも、食品原料が何も含まれていないからです。原材料はすべて添加物。つまり、カラメル色素や酸味料、香料などを水に溶かしただけという製品なのです。そのため、エネルギーは0㎉、たんぱく質も脂質も炭水化物も0g。しかも、合成甘味料のアスパルテーム、アセスルファムK、スクラロースが添加されています。

アスパルテームは、アミノ酸の一種のL-フェニルアラニンとアスパラギン酸、そして劇物のメチルアルコールを結合させて作ったもので、砂糖の180～220倍の甘味があります。1965年にアメリカのサール社によって、開発されました。

アメリカでは1981年に使用が認められましたが、アスパルテームを摂った人たちから、頭痛やめまい、不眠、視力・味覚障害などを起こしたという苦情が寄せられたといいます。体内で分解して、劇物のメチルアルコールができたためと考えられています。

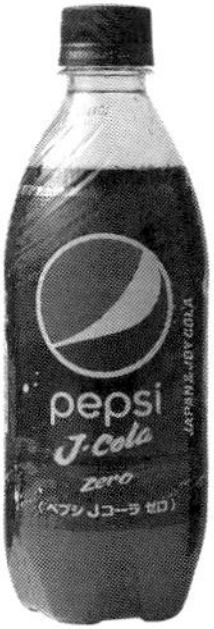

★食品原料 なし

★添加物 炭酸、カラメル色素、酸味料、香料、クエン酸K、甘味料（アスパルテーム・L-フェニルアラニン化合物、アセスルファムK、スクラロース）、カフェイン

★栄養成分（100mℓあたり）
エネルギー0kcal、たんぱく質0g、脂質0g、炭水化物0g、食塩相当量0g

また、１９９０年代後半には、アメリカの複数の研究者によって、**アスパルテームが脳腫瘍を起こす可能性があることが指摘されました。**

さらに、２００５年にイタリアで行われた動物実験では、アスパルテームによって白血病やリンパ腫が発生することが認められ、人間が食品から摂っている量に近い量でも異常が観察されました。

つまり、アスパルテームは、がんを引き起こす可能性が高いということです。こうした添加物はできるだけ摂取しないようにしたほうが賢明です。

✕ ファンタ グレープ

●コカ・コーラカスタマーマーケティング

知らないと怖い合成保存料

「ファンタ」は私が子供の頃から売られている製品で、ロングセラーを続けています。以前は無果汁でしたが、最近の「ファンタ」は、果汁や果物のエキスが入っています。とはいっても、果汁は「1％」にすぎません。

「ファンタ グレープ」でもっとも問題なのは、合成保存料の安息香酸Naが添加されていることです。安息香酸Naは毒性が強く、5％を含むえさをラットに4週間食べさせた実験では、すべてが過敏状態、尿失禁、けいれんなどを起こして死んでしまいました。したがって、飲み物に一定量以上含まれると、中毒を起こす心配があるため、0・06％以下にすることが定められています。それでも、安息香酸Na入りの飲み物を続けて飲むのは、よくないでしょう。

また、**安息香酸Naはビタミンなどと化学反応を起こして、ベンゼンという化学物質に変化することがあるのですが、実はベンゼンは、人間に白血病を起こすことがはっき**

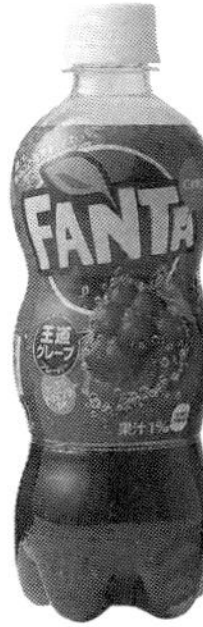

★食品原料 果糖ぶどう糖液糖、ぶどう果汁、ぶどうエキス

★添加物 炭酸、香料、酸味料、着色料（カラメル、アントシアニン）、保存料（安息香酸Na）、甘味料（ステビア）、ビタミンB_6

★栄養成分（100mℓあたり）
エネルギー40kcal、たんぱく質0g、脂質0g、炭水化物10g、食塩相当量0.01g

り分かっている物質なのです。実際に２００６年３月にイギリスで、安息香酸（安息香酸Naは、安息香酸にNa＝ナトリウムが結合したもの）とビタミンCが添加された飲み物からベンゼンが検出され、製品を回収するという騒ぎが発生しました。

その事件を受けて、消費者団体の日本消費者連盟が２００７年に、「ファンタ グレープ」（１５００mℓボトル）を検査したところ、ベンゼンが１ℓあたり１・７μg（μは１００万分の１）検出されました。微量ですが、飲み続けた場合の影響が心配されます。

さらに、着色料のカラメル（カラメル色素）も添加されています。

ニチレイ アセロラリフレッシュ

●サントリーフーズ

実態は健康的とは言いがたい

「アセロラドリンクは健康によさそうなので飲んでいる」という人もいるでしょう。アセロラは、カリブ諸島特産の果実で、ビタミンCを豊富に（レモンの約18倍）含みます。40年ほど前アメリカのビタミンCブームで注目され、それに目をつけたニチレイが果実を輸入し、1986年からアセロラドリンクとして売り出しました。2010年からはサントリーがブランドオーナーとなり、製造・販売しています。

この製品の特徴は、なんと言っても天然のビタミンCを豊富に含んでいることで、1本（430㎖）に51～301㎎含んでいます。幅があるのは、アセロラの果実に含まれるビタミンCの量が変動するためです。ビタミンCが多い点はいいのですが、残念ながら合成甘味料のスクラロースが添加されています。

スクラロースは、ショ糖の三つの水酸基（－OH）を塩素（Cl）に置き換えたもので、砂糖の約600倍の甘味があるとされます。1999年に添加物として認可されました。

◎ジュース類

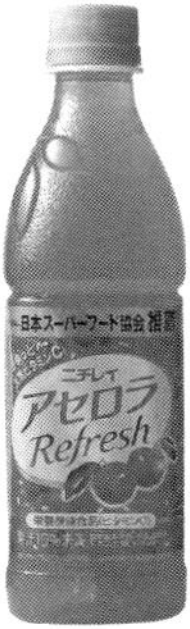

★食品原料 果糖ぶどう糖液糖、アセロラ果汁

★添加物 酸味料、香料、カロチノイド色素、甘味料(スクラロース)

★栄養成分(100㎖あたり)
エネルギー40㎉、たんぱく質0g、脂質0g、炭水化物9.9g、ナトリウム0.039g(食塩相当量0.1g)

しかし、悪名高い有機塩素化合物の一種なのです。有機塩素化合物は、農薬のＤＤＴやＢＨＣ、猛毒のダイオキシンなど、すべてが毒性物質と言っても過言ではありません。

ただし、スクラロースが、ＤＤＴやダイオキシンなどと同様な毒性を持っているというわけではありません。それでも、妊娠したウサギに体重１kgあたり０・７gのスクラロースを強制的に食べさせた実験では、下痢を起こして、それにともなう体重減少が見られ、死亡や流産が一部で見られました。また、５％を含むえさをラットに食べさせた実験では、胸腺や脾臓のリンパ組織の委縮が認められました。また、脳にまで入り込むことが分かっています。こうした化学合成物質は、摂取するべきではありません。

すっきりとアップル

●日本サンガリアベバレッジカンパニー

やっぱりカロリーオフには裏がある

ボトルには「カロリーOFF」と大きく表示されています。こうした製品には、たいてい合成甘味料が添加されているので注意が必要です。この製品もそうで、合成甘味料のアセスルファムKが添加されています。

アセスルファムKは、自然界に存在しない化学合成物質で、砂糖の約200倍の甘味があるとされます。2000年に添加物として認可されました。しかし、イヌにアセスルファムKを0・3％、および3％含むえさを2年間食べさせた実験で、0・3％群ではリンパ球の減少が、そして3％群では肝臓障害の際に増えるGPTが増加し、さらにリンパ球の減少が認められました。つまり、肝臓にダメージをあたえたり、また免疫力を低下させる可能性があるということです。

このほか、妊娠したラットにアセスルファムKを投与した実験では、胎児への移行が認められました。ですから、妊娠した女性が摂取した場合に、胎児に対して影響が出な

ジュース類

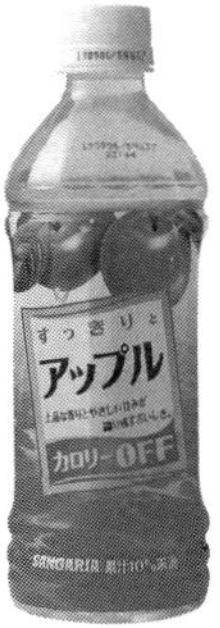

★食品原料 りんご果汁、果糖ぶどう糖液糖

★添加物 酸味料、香料、ビタミンC、甘味料(アセスルファムK)

★栄養成分(100mlあたり)
エネルギー19kcal、たんぱく質0g、脂質0g、炭水化物4.7g、ナトリウム0.036g(食塩相当量0.09g)

いのか、心配されるのです。

アセスルファムKは多くの飲み物に使われていますが、体内で消化・分解されることなく吸収され、肝臓を通過し、血液とともに全身をグルグル巡ります。これは、いわば「人体汚染」をひき起こしていると言えます。

アセスルファムKが添加された飲料や食品を毎日食べた場合、イヌの実験からも分かるように肝機能に障害が現れる可能性があります。また、体の防衛軍である免疫にも悪影響がおよぶ可能性があります。ですから、できるだけ摂取しないほうが賢明です。

オールフリー オールタイム

●サントリービール

いくらノンアルコールといえ勤務中は……

ノンアルコールビール（ビールテイスト飲料）は、アルコールが苦手な人やドライバーを中心に人気がありますが、ノンアルコールとはいえ、さすがにそれを会社で仕事中に飲んだり、スポーツジムなどで飲むというのは、はばかられるでしょう。そこで登場したのが、この製品です。一言でいうと、ノンアルコールビールの中身を透明のペットボトルに入れたというものです。

これは、透明系飲料の一種ですが、一般に透明系飲料は「カロリーが低そう」「健康によさそう」というイメージがあるため、職場でも人目を気にせずに飲むことができるという利点があります。とくにこの製品の場合、缶入りのノンアルコールビールと違って、まるでミネラルウォーターを飲んでいるように見えるので、会社などでも堂々と飲めるというわけです。

しかし、合成甘味料のアセスルファムKが添加されています。したがって、飲まない

透明系飲料

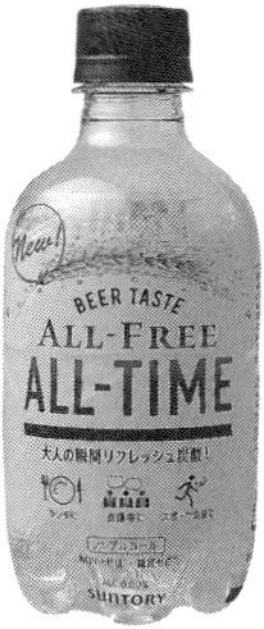

★食品原料 麦芽

★添加物 炭酸、香料、酸味料、酸化防止剤(ビタミンC)、苦味料、甘味料(アセスルファムK)

★栄養成分(100mℓあたり)
エネルギー0kcal、たんぱく質0g、脂質0g、炭水化物0g、食塩相当量0g

ほうが賢明です。ちなみに、缶入りノンアルコールビールの「オールフリー」(サントリービール)の原材料は、「麦芽、ホップ、炭酸、香料、酸味料、カラメル色素、ビタミンC、苦味料、甘味料(アセスルファムK)」です。やはり、アセスルファムKが入っているほか、ビールらしい色にするためにカラメル色素も入っています。

また、同じく「アサヒドライゼロ」(アサヒビール)の原材料は、「食物繊維、大豆ペプチド、ホップ、香料、酸味料、カラメル色素、酸化防止剤(ビタミンC)、甘味料(アセスルファムK)」であり、同じくアセスルファムKとカラメル色素が入っています。

WONDA《ワンダ》 金の微糖

●アサヒ飲料

微糖すなわち健康的ではない

今や缶コーヒーは、微糖タイプが主流になっています。缶コーヒーを毎日飲んでいる人もいるので、糖類が多いと肥満や高血糖につながるという心配があるため、微糖タイプの人気が高いようです。しかし、「微糖」ということは、糖類が少ない代わりに別の甘味料が使われていることを意味します。そうしないと、中途半端な甘さになってしまうからです。そして、代わりに使われているのが、合成甘味料のスクラロースとアセスルファムKであり、この製品もそうです。

これらの問題点についてはすでに指摘しましたが、私はその危険性を実感しています。私はこれまでスクラロース入りの飲み物を何度か口にしたことがあるのですが、渋いような苦いような、変な甘さを感じました。この甘さは、明らかに砂糖の心地よい甘さとは違う、変な甘さなのです。ただし、缶コーヒーの場合、コーヒー自体に苦味があるので、苦いような変な甘さに感じない人が多いのかもしれません。

さらにその際私は、舌にしびれを感じたのです。そして、そのしびれは長時間続いたのです。舌はセンサーの役目をしています。つまり、毒性があったり、腐敗していたりするものに対して、苦く感じたり、すっぱく感じたりするなどして、それらを拒否するようにコントロールしているのです。したがって、舌がしびれを感じるということは、それが体にとって良くないものであることを示しているといえます。

私はアセスルファムK入りの飲み物も口にしていますが、同様に渋いような苦いような変な甘さを感じ、やはり舌にしびれを感じ、そのしびれは長時間続きました。これも体にとって良くないものであることは、間違いないようです。

コーヒー飲料

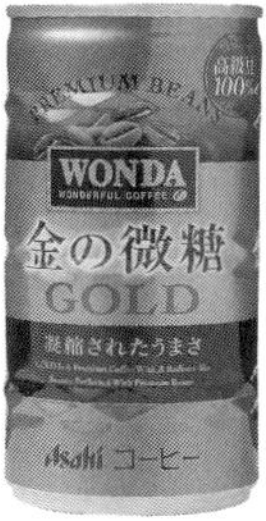

★食品原料 牛乳、コーヒー、砂糖、全粉乳、デキストリン

★添加物 乳化剤、カゼインNa、香料、酸化防止剤（ビタミンC）、甘味料（アセスルファムK、スクラロース）

★アレルギー表示 乳

★栄養成分（100gあたり）
エネルギー19kcal、たんぱく質0.6g、脂質0.6g、炭水化物2.8g（糖類2.3g）、食塩相当量0.1g

ボス 贅沢微糖

●サントリーフーズ

真の贅沢とはなんなのか

「[ボス] が好きで、微糖を飲んでいる」という人もいるでしょう。しかし、この製品も［WONDA（ワンダ）金の微糖］と同様で、合成甘味料が使われています。アセスルファムKです。したがって、飲まないほうが賢明です。

［ボス］にはいくつか種類があって、微糖タイプでない［ボス レインボーマウンテンブレンド］には合成甘味料は使われていません。原材料は、「牛乳、砂糖、コーヒー、乳製品、デキストリン／カゼインNa、乳化剤、香料」です。

カゼインNaは、牛乳に含まれるタンパク質の一種のカゼインに、Na（ナトリウム）を結合させたものです。水と油を混じりやすくする乳化作用があるため、成分が分離するのを防ぐ目的で使われています。その由来から、安全性に問題はないと考えられます。

乳化剤は、水と油を混じりやすくするものです。全部で13品目ありますが、安全性の高いものとそうでないものとがあります。詳しくは次の［WONDA（ワンダ）ティー

コーヒー飲料

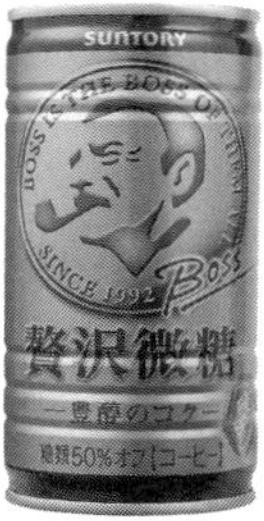

★食品原料 牛乳、コーヒー、砂糖、乳製品、デキストリン

★添加物 カゼインNa、乳化剤、香料、甘味料（アセスルファムK）

★栄養成分（100gあたり）
エネルギー20kcal、たんぱく質0〜1.4g、脂質0〜1.0g、炭水化物3.5g（糖類2.7g）、食塩相当量0.12g

コーヒー カフェラテ×抹茶 微糖」を参照してください。

香料は、合成が約150品目、天然が何と約600品目もあり、合成香料の中には、毒性の強いものがあります。しかし、「香料」という一括名しか表示されません。なお、デキストリンはブドウ糖がいくつも結合したもので、安全性に問題はありません。

ちなみに、「ファイア 挽きたて微糖」（キリンビバレッジ）の原材料は、「牛乳、コーヒー、砂糖、全粉乳、脱脂粉乳、デキストリン／香料、乳化剤、カゼインNa、甘味料（アセスルファムK、スクラロース）」で、やはり合成甘味料が使われています。

✕

WONDA《ワンダ》ティーコーヒー カフェラテ×抹茶 微糖

◉アサヒ飲料

中身の見えない乳化剤に不安が残る

最近、ペットボトル入りの容量の大きいコーヒーやカフェラテが増えていますが、この製品もその一つです。缶入りやカップ入りの場合、一度で飲み切らなければなりませんが、ペットボトルの場合、キャップを閉めれば何度でも飲むことができるので、経済的なこともあって、人気が高まっているようです。

しかし、この製品のように合成甘味料のアセスルファムKやスクラロースが添加されているものがあるので注意してください。なお、乳化剤は、脂肪分と水とが均一に混じるようにする目的で添加されているものです。

乳化剤は、ショ糖脂肪酸エステルやグリセリン脂肪酸エステルなど全部で13品目ありますが、このうち6品目はもともと食品に含まれていたり、食品成分に近いものなので、安全性に問題はありません。しかし、そのほかは不安な面があります。**とくに2007年に認可された「ポリソルベート60」と「ポリソルベート80」は、発がん性の疑いがあ**

コーヒー飲料

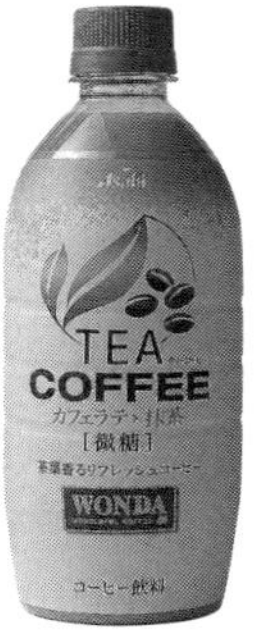

★食品原料 牛乳、コーヒー、砂糖、脱脂粉乳、デキストリン、抹茶（国産）

★添加物 乳化剤、香料、セルロース、甘味料（アセスルファムK、スクラロース）

★アレルギー表示 乳

★栄養成分（100mℓあたり）
エネルギー18kcal、たんぱく質0.6g、脂質0.6g、炭水化物2.5g（糖類2.3g）、食塩相当量0.06g

ります。

マウスにポリソルベート60の原液を塗った実験では、40～50％に良性の皮膚腫瘍が発生しました。また、ラット20匹にポリソルベート80を溶かした液を皮下注射した実験では、11匹の注射部位にがんが発生しました。これは注射による実験なので、「発がん性がある」とは判断されていませんが、心配な結果です。しかし、これらが使われていたとしても、「乳化剤」という一括名しか表示されないので、消費者には分かりません。

香料は前述のように合成が約１５０品目、天然が約６００品目もあり、合成香料の中には、毒性の強いものがありますが、これも「香料」という一括名しか表示されません。

アクエリアス

●コカ・コーラカスタマーマーケティング

消耗した身体が摂取していいものか

「『アクエリアス』と『ポカリスエット』はどう違うの?」と思っている人も多いでしょう。その最大の違いは、『ポカリスエット』には合成甘味料は使われていませんが、『アクエリアス』には、スクラロースが添加されている点です。

『アクエリアス』は、『ポカリスエット』と同様にナトリウムやマグネシウムなどのミネラルが水に溶けているため、ミネラルと水分を補給できます。さらに、アミノ酸やクエン酸も入っています。

しかし、この程度の量のアミノ酸では、栄養を補給することにはなりません。また、クエン酸は俗に「疲労回復によい」といわれていますが、確たる証拠はありません。

それにしても、**スポーツドリンクにスクラロースを添加している点に、大いに疑問を感じます。**スポーツドリンクは、当然ながらスポーツをしている人が飲むことが多いでしょう。スポーツもいろいろありますが、中には水泳や短距離走など、相当激しい筋肉

スポーツドリンク

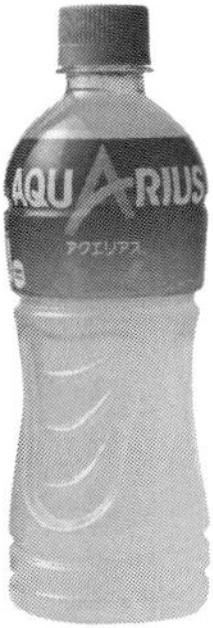

★食品原料 果糖ぶどう糖液糖、塩化Na

★添加物 クエン酸、香料、クエン酸Na、アルギニン、塩化K、硫酸Mg、乳酸Ca、酸化防止剤(ビタミンC)、甘味料(スクラロース)、イソロイシン、バリン、ロイシン

★栄養成分(100㎖あたり)
エネルギー19㎉、たんぱく質0g、脂質0g、炭水化物4.7g、食塩相当量0.1g

の運動をともなうものがあります。

そんな人が、体内で消化・分解されることなく、血液中に入って、「人体汚染」物質となって全身をめぐる有機塩素化合物を摂取した場合、運動に支障が出ることはないのか、懸念されます。激しい運動によって極限状況にある体に、こうした化学合成物質を入れていいものなのか、大いに疑問を感じるのです。

そんな観点からすると、スポーツドリンクに安易にスクラロースを添加することなどできないと思うのですが。

モンスターエナジー

◉モンスターエナジージャパン合同会社

ゲーム中のながら飲みが急増中

この製品は、トクホでも機能性表示食品でもありません。また、効能・効果をうたえる医薬部外品でもありません。にもかかわらず、「エナジードリンク」というネーミングによって世界的に売れている不思議な飲み物です。缶には、「D-リボース+L-アルギニン+高麗人参+L-カルニチン」と大きく表示されています。これらの成分が、「体にパワーを与える」「飲むと元気になる」ということを暗示しているのです。

国立研究開発法人の医薬基盤・健康・栄養研究所が公表している『「健康食品」の安全性・有効性情報』によると、アルギニンについては、勃起不全に対する経口摂取での有効性が検討されており、勃起不全患者にL-アルギニンを1日5g摂取してもらったところ、性機能が自覚的に改善したという報告があるといいます。しかし5g以下の用量では効果がなかったとのこと。「モンスターエナジー」1本（355㎖）に含まれるL-アルギニンは、わずか0・44gで、「性機能が自覚的に改善した」という5gには遠く及びません。

また、L-カルニチンはアミノ酸の一種で、動物の筋肉や肝臓などに広く存在していますが、同「安全性・有効性情報」によると、「俗に、『ダイエットに効果がある』『脂肪を燃やす』と言われているが、ヒトでの有効性については信頼できる十分なデータは見当たらない」とのこと。D-リボースは、細胞中のRNA（リボ核酸）を構成するものであり、エネルギー代謝を担っているATP（アデノシン三リン酸）の構成要素の一つです。しかし、D-リボースを摂取したからといって、それがすぐにATPになるわけではありません。

エナジードリンク

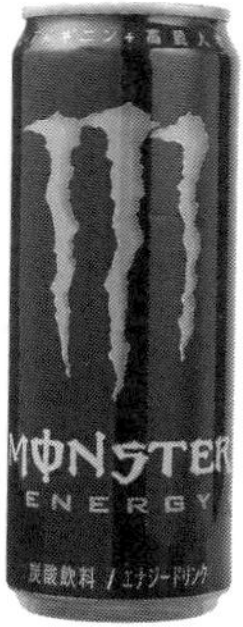

★食品原料 砂糖類（砂糖、ぶどう糖）、高麗人参根エキス、L-カルニチンL-酒石酸塩、塩化ナトリウム、ガラナ種子エキス

★添加物 クエン酸、香料、クエン酸Na、甘味料（D-リボース、スクラロース）、L-アルギニン、保存料（安息香酸）、カフェイン、ナイアシン、着色料（アントシアニン）、イノシトール、ビタミンB_6、ビタミンB_2、ビタミンB_{12}

★栄養成分（100mℓあたり）
エネルギー50kcal、たんぱく質0g、脂質0g、炭水化物13g、ナトリウム0.078g（食塩相当量0.2g）

なお、この製品には合成甘味料のスクラロースと合成保存料の安息香酸が添加されているので、飲み続けるのは止めたほうがよいでしょう。

×

即攻元気

●明治

本当に元気になれるかは疑問符がつく

「元気が出そうなので飲んでいる」という人もいるかもしれませんが、ネーミングにあまり惑わされないほうがよいでしょう。

パッケージに「アミノ酸&ローヤルゼリー」と大きく表示されており、実際にアラニンやアルギニンなどのアミノ酸とローヤルゼリーが入っていて、それが体を元気にするというイメージを作り出しています。また「もうひと頑張りしたい時に、パワーと元気をチャージ」との表示もあって、そのイメージを助長しています。

しかし、1袋に含まれるアルギニンは、0・5gであり、「モンスターエナジー」と同様に、性機能の改善などのパワーアップには程遠い量です。また、前出の『健康食品』の安全性・有効性情報」では、ローヤルゼリーについて、「俗に、『体質を改善する』『免疫能を向上させる』『若返る』『血圧を低下させる』などと言われているが、ヒトでの有効性については、更年期症状に対し特定の混合物で有効性が示唆されているが、

ゼリー飲料

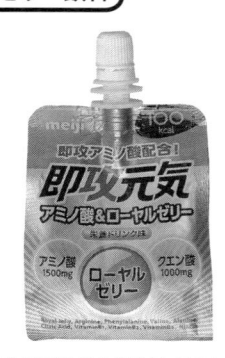

★食品原料 異性化液糖、寒天、ローヤルゼリー

★添加物 クエン酸、アラニン、アルギニン、バリン、クエン酸Na、ゲル化剤(増粘多糖類)、乳酸Ca、フェニルアラニン、香料、甘味料(アセスルファムK、スクラロース)、ナイアシン、V.B_1、V.B_6、V.B_2

★栄養成分(1袋180gあたり)
エネルギー100kcal、たんぱく質1.7g、脂質0g、炭水化物23.5g、食塩相当量0.16g

アレルギー性鼻炎に対しては効果がないことが示唆されている」と述べているだけで、「元気が出る」「体のパワーをアップする」などにつながる記述はありません。

それから、クエン酸も含まれていますが、同「安全性・有効性情報」では、クエン酸について、「俗に、『疲労回復によい』『筋肉や神経の疲労予防によい』『ダイエットに効果がある』『痛風に効果がある』などと言われているが、ヒトでの有効性については、信頼できる十分なデータが見当たらない」とあります。

なお、この製品には合成甘味料のアセスルファムKとスクラロースが添加されています。

✕ クラッシュタイプの蒟蒻畑 ライト

●マンナンライフ

合成甘味料は本当に必要か？

この製品は、実はトクホなのです。パッケージには「おなかの調子を整える」と表示されていて、トクホのマークもあります。そして、裏側には「許可表示：難消化性デキストリンが含まれているのでおなかの調子を整えます」と書かれています。

難消化性デキストリンは、「コカ・コーラ プラス」や「キリンメッツコーラ」にも含まれていたものです。消化管で消化されにくいデキストリン（ぶどう糖がいくつも結合したもの）であり、食物繊維の一種です。

難消化性デキストリンは、脂肪の吸収を抑制するという働きがあるのですが、ほかにも食物繊維として機能し、お腹の調子を整えるという働きもあります。そのため、食品に一定以上含まれていると、その食品は容易に「お腹の調子を整える」トクホとしての許可を受けることができます。「クラッシュタイプの蒟蒻畑 ライト」もその一つです。

ただし、この製品には難消化性デキストリンに加えて、さらにエリスリトールも含ま

ゼリー飲料

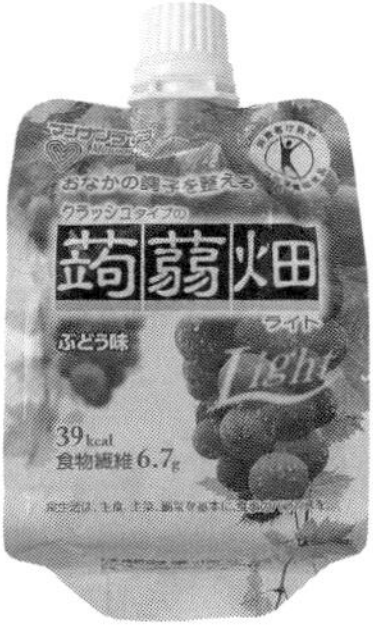

★食品原料 果糖ぶどう糖液糖、難消化性デキストリン、エリスリトール、果汁（ぶどう、ブルーベリー）、洋酒、果糖、こんにゃく粉

★添加物 ゲル化剤（増粘多糖類）、酸味料、乳酸Ca、香料、甘味料（スクラロース）

★栄養成分（1食150gあたり）
エネルギー39㎉、たんぱく質0g、脂質0g、糖質12.8g、食物繊維6.7g、ナトリウム0.049g（食塩相当量0.12g）

れているため、「摂取上の注意：摂りすぎあるいは体質・体調によりおなかがゆるくなることがあります」と書かれています。

エリスリトールは、ぶどう糖を原料にして、酵母で発酵させて作られる糖アルコールで、砂糖の70～80％の甘味があります。もともと果実類やキノコ、ワイン、清酒、しょう油などにも含まれているため、食品に分類されています。ただし、**難消化性デキストリンと同様に消化されにくいため、一度に大量に摂ると、下痢を起こすことがあるのです。**

なお、この製品には合成甘味料のスクラロースが添加されています。果糖ぶどう糖液糖やエリスリトールが使われているので、わざわざ使う必要はないと思うのですが。

✕ 恵 ガセリ菌SP株ヨーグルト ドリンクタイプ

●雪印メグミルク

身近な店に置いてある定番商品だが……

「お腹の脂肪を減らすために飲んでいる」という人もいるでしょう。これは機能性表示食品であり、ボトルには「ガセリ菌SP株が内臓脂肪を減らす」と大きく表示されています。届出表示は、「本品にはガセリ菌SP株が含まれます。ガセリ菌SP株には内臓脂肪を減らす機能があることが報告されています」。

この製品には、乳酸菌の一種のラクトバチルス・ガセリSBT2055株が含まれています。ちなみに、この「ガセリ」を製品名に使っています。

この乳酸菌は、雪印メグミルクが日本人の腸から分離したもので、生きたまま腸に届いて腸管内に定着して腸内環境を整え、さらに内臓脂肪を減らす作用があるといいます。同社ではこの菌をガセリ菌SPと命名しました。なお、「SP」とは、「Snow Probiotics」の頭文字をとったものです。

ここまで読むとよい製品のように感じると思いますが、余計な添加物が使われていま

乳酸菌飲料

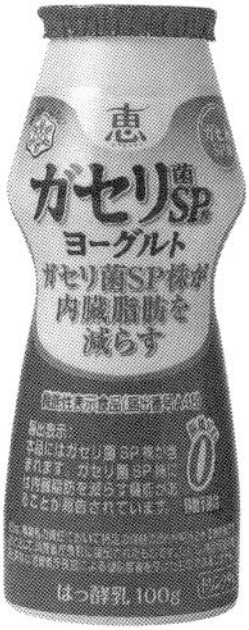

★食品原料 乳製品

★添加物 安定剤（大豆多糖類、ペクチン）、香料、甘味料（スクラロース）

★アレルギー表示 乳成分、大豆

★栄養成分（1本100gあたり）
エネルギー36kcal、たんぱく質3.3g、脂質0g、炭水化物5.5g（糖質5.4g（糖類4.2g）、食物繊維0.1g）、食塩相当量0.1g

す。合成甘味料のスクラロースです。どうして健康維持のために飲む製品に安易に有機塩素化合物を添加するのか、不思議でなりません。これまで指摘してきたように、スクラロースは動物実験で免疫を低下させることが示唆されており、また脳にまで入り込むことが分かっています。こうした添加物は避けたほうが賢明です。

なお、安定剤の大豆多糖類は大豆から得られた多糖類で、一般飲食物添加物（一般に食品として利用されているものを添加物として使用）の一つであり、安全性に問題なし。またペクチンはリンゴやサトウダイコンなどから抽出された多糖類であり、動物実験ではほとんど毒性は認められず、その由来からも安全性に問題はないと考えられます。

✕ Newヤクルト カロリーハーフ

●ヤクルト

これなら普通のヤクルトを飲んだほうがいい

私は「Newヤクルト カロリーハーフ」を何度か口に入れたことがありますが、いつも渋いような苦いような、変な甘さを感じました。それは、通常の「ヤクルト」とは明らかに違う甘さです。さらに、いつも舌にしびれを感じ、そのしびれは長時間続きました。

通常の「Newヤクルト」も何度も飲んだことがありますが、舌のしびれを感じたことはありません。舌はセンサーの役目をしています。毒性があったり、腐敗していたりするものに対して、苦く感じたり、すっぱく感じたりするなどして、それらを口にしないように脳に指令を送っているのです。ですから、舌をしびれさせるということは、体にとってよくないものである可能性が高いのです。

「Newヤクルト」と「Newヤクルト カロリーハーフ」の決定的な違いは、合成甘味料のスクラロースが添加されていないか、いるかです。以前から「ヤクルト」に

乳酸菌飲料

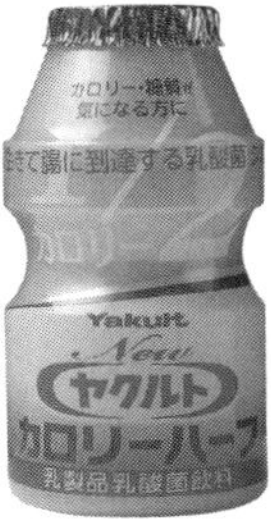

★食品原料 ぶどう糖果糖液糖、脱脂粉乳、還元水あめ

★添加物 安定剤(大豆多糖類)、香料、V.C、甘味料(スクラロース)

★アレルギー表示 乳、大豆

★成分(1本65㎖あたり)
エネルギー25㎉、たんぱく質0.8g、脂質0.1g、炭水化物5.7g(糖質5.5g、食物繊維0〜0.4g)、食塩相当量0〜0.1g

は、「糖類が多く、カロリーが高い」という批判がありました。実際には「Ｎｅｗヤクルト」１本（65㎖）に含まれる炭水化物（ほとんどが糖類）は11・5ｇであり、エネルギーは50㎉なので決してカロリーが高いわけではないのですが、非常に甘いのでそんなふうに感じる人が多かったのでしょう。

そこで、売り出されたのが、「Ｎｅｗヤクルト　カロリーハーフ」です。「カロリー50％カット」「糖質50％カット」と表示されている通り、１本（65㎖）に含まれる炭水化物は５・７ｇであり、エネルギーは25㎉と、「Ｎｅｗヤクルト」のちょうど半分です。

ただし、糖類とカロリーを減らすためにスクラロースが添加されているのです。

×トマトとコラーゲン

●ユーグレナ

パッケージの自然感にだまされないで

ボトルには、「食物繊維・ビタミンC」「石垣産ユーグレナ1・5億個」「フィッシュコラーゲン」「17種類の国産野菜と果実の植物発酵エキス配合」と、健康によさそうな言葉が並んでいます。ちなみに、ユーグレナとは、微生物の一種のミドリムシのことで、数多くの栄養素があるとして、最近注目されています。

これらの言葉を見ると、いかにも体によい製品のように思えるのですが、本当に消費者のことを考えて開発されたものなのか、疑問を感じざるを得ません。なぜなら、合成甘味料のアセスルファムKとスクラロースが添加されているからです。消費者の体のことを考えているのなら、これらの添加物を安易に使うことはできないはずです。

なお、安定剤の増粘多糖類は、植物や海藻、細菌などから抽出された粘性のある多糖類で、キサンタンガム、カラギーナン、グァーガムなど30品目程度あります。基本的にはぶどう糖がたくさん結合した多糖類なので、それほど毒性の強いものはありませんが、

野菜飲料

いくつか安全性に不安を感じるものもあります。ただし、1品目を使った場合は具体名が表示されますが、2品目以上使った場合は、「増粘多糖類」としか表示されないので、何が使われているのか分かりません。

また、クチナシ色素は、クチナシの実から抽出された色素で、黄色素、赤色素、青色素があります。クチナシ黄色素の場合、ラットに体重1kgあたり0・8〜5gを経口投与した実験では、下痢が見られ、また肝臓の出血と肝細胞の壊死が認められました。クチナシ黄色素に含まれるゲニポサイドという物質が腸内で変化して、毒性を発揮すると考えられています。

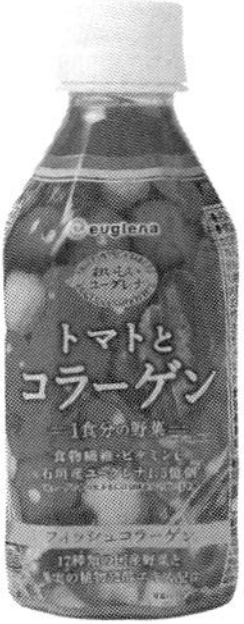

★食品原料 野菜（トマト、にんじん、セロリ、パセリ、クレソン、キャベツ、ほうれんそう、みつば、ラディッシュ）、果実（りんご、レモン）、難消化性デキストリン（食物繊維）、フィッシュコラーゲン、有機大麦若葉、ユーグレナグラシリス、植物発酵エキス（黒砂糖、キャベツ、いちご、りんご、だいこん、トマト、ゆず、かき、キウイフルーツ、きゅうり、なす、こまつな、ほうれんそう、ピーマン、セロリ、にがうり、しそ、にんじん）

★添加物 香料、安定剤（増粘多糖類）、クチナシ色素、V.C、甘味料（アセスルファムK、スクラロース）、$V.B_6$、$V.B_1$

★アレルギー表示 りんご、キウイフルーツ、ゼラチン

★栄養成分（1本280gあたり）
エネルギー71kcal、たんぱく質2.0g、脂質0g、炭水化物17.4g（糖質14g、食物繊維3.4g）、食塩相当量0.11g

アーモンド効果 薫るカカオ

◉江崎グリコ

添加物を除けば確かにいいのかもしれない

「アーモンドが体によさそうなので飲んでいる」という人もいるでしょう。アーモンドはビタミンEやミネラルなどを豊富に含んでいるとされ、一般に健康維持に優れた効果があるといわれています。そこで、アーモンドを使った製品が出回っており、この製品もその一つです。しかも、実にうまいネーミングのため、それにつられて買っている人も多いと思います。

パッケージには「1日分のビタミンE／食物繊維・Ca」「＋ポリフェノール」と表示されています。この製品1本（200㎖）には、ビタミンEが10・0g含まれます。これは、食品原料のアーモンドペーストやアーモンドオイル加工品に含まれる天然のビタミンEと添加物のビタミンEを合わせた数値です。ビタミンEの一日所要量は3〜10・8gなので、それをほぼ満たしています。なお、食物繊維は1本に3・7g、カルシウムは同60㎎含まれています。

その他飲料

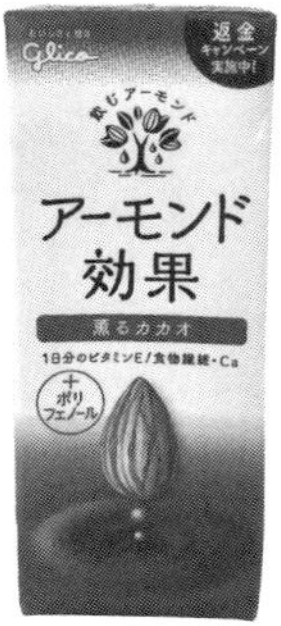

★食品原料 砂糖、アーモンドペースト、食物繊維（イヌリン）、ココアパウダー、食塩、アーモンドオイル加工品

★添加物 増粘剤（加工デンプン）、セルロース、クエン酸Ca、乳化剤、香料、pH調整剤、ヘスペリジン、ビタミンE、甘味料（スクラロース、アセスルファムカリウム）

★栄養成分（1本200mℓあたり）
エネルギー80kcal、たんぱく質1.4g、脂質3.4g、炭水化物13.0g（糖質9.3g、食物繊維3.7g）、食塩相当量0.3g

これらの点はいいのですが、残念ながらこの製品には余計なものが添加されています。合成甘味料のスクラロースとアセスルファムK（カリウム）です。したがって、NGです。

なお、同シリーズの「アーモンド効果 オリジナル」の原材料は、「アーモンドペースト、砂糖、食物繊維（イヌリン）、デキストリン、果糖ぶどう糖液糖、ハチミツ、植物油脂、食塩、アーモンドオイル加工品／pH調整剤、香料、セルロース、クエン酸Ca、乳化剤、増粘剤（キサンタンガム）、ビタミンE」であり、合成甘味料は使われていません。したがって、この製品は△です。

ZERO《ゼロ》マイルド

●ロッテ

カロリーゼロはまず疑ってみるべき

「砂糖ゼロ・糖類ゼロ」と大きく表示されています。ちなみに、糖類とは、砂糖（ショ糖）や麦芽糖などの二糖類とぶどう糖や果糖などの単糖類を指します。

「チョコレートは砂糖が多くて、カロリーが高い」というイメージがあります。そんな常識を打ち破ったのがこの製品で、糖類が使われていないのに「甘い」という不思議なチョコレートです。

しかし、その理由は簡単です。糖類の代わりに、合成甘味料のアスパルテームとスクラロースを使っているのです。アスパルテームは砂糖の１８０～２２０倍、スクラロースは約６００倍の甘味があるため、甘く感じられるわけです。ただし、砂糖の自然な甘さとは違い、これらの合成甘味料は苦いような、渋いような変な甘さなのですが、チョコレートには苦味があるので、それほど変な甘さに感じないのかもしれません。

しかし、これまで書いてきたように、アスパルテームとスクラロースは危険性の高い

チョコレート

添加物であり、できるだけ摂らないほうが賢明です。

なお、アスパルテームには必ず「L-フェニルアラニン化合物」という言葉が添えられていますが、これには理由があります。**フェニルケトン尿症（アミノ酸の一種のL-フェニルアラニンをうまく代謝できない体質）の子どもが摂ると、脳に障害が起こる可能性があります。**そのため、注意喚起の意味でこの言葉が必ず併記されているのです。

なお、マルチトールは、麦芽糖に水素を結合させて作った糖アルコール。ラクチトールも糖アルコールの一種で、砂糖の約40％の甘味があります。

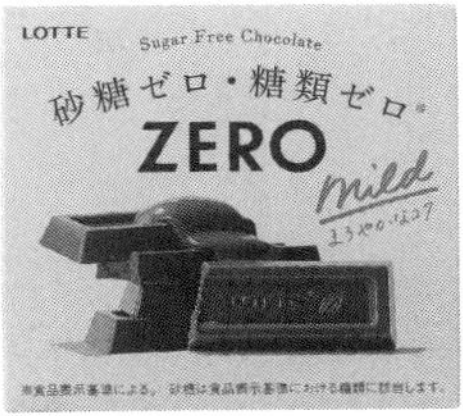

★食品原料 カカオマス、マルチトール、乳等を主要原料とする食品（食物繊維、バター、分離乳たんぱく）、植物油脂、ラクチトール、ココアバター、ミルクペースト、食塩、カカオエキス、大豆胚芽エキス

★添加物 乳化剤、香料、甘味料（アスパルテーム・L-フェニルアラニン化合物、スクラロース）、ビタミンP

★栄養成分（1本10gあたり）
エネルギー48kcal、たんぱく質0.8g、脂質4.0g、炭水化物5.0g（糖質3.9g（糖類0g）、食物繊維1.0g）、食塩相当量0.012g

ポッキー ショコラ&ピスタチオ

◉江崎グリコ

甘味料不使用の種類を選ぼう

「[ポッキー]が大好き」という人もいるでしょう。ロングセラーを続けている代表的なチョコレート菓子ですが、いろいろな種類があります。その中で、合成甘味料のスクラロースが添加されているものがいくつかあって、この製品もその一つです。

それにしても、子どもが大好きなチョコレート菓子にいくらゼロカロリーとはいえ、得体のしれない化学合成物質を添加するという企業姿勢には大いに疑問を感じます。

なお、添加物の調味料（無機塩）には、塩化カリウム、リン酸三カリウム、リン酸三ナトリウム、リン酸水素二カリウム、リン酸水素二ナトリウム、リン酸二水素カリウム、リン酸二水素ナトリウムなどがあります。リン酸を含むものが多いのですが、**リン酸を多く摂りつづけると、血液中のカルシウムが減って、骨が弱くなる心配があります。**

デキストリンは、ぶどう糖がいくつも結合した状態のものです。食品の粘度の調整などの目的で使われています。工業的には、デンプンを酵素などによって分解することで

チョコレート

製造されています。その由来から、食品に分類されており、安全性に問題はありません。「ポッキー」の場合、ほかにもスクラロースが添加されている製品があります。「ポッキー癒しのミルク」と「ポッキーつぶつぶいちごハートフル」です。

通常の「ポッキーチョコレート」の原材料は、「小麦粉、砂糖、カカオマス、植物油脂、全粉乳、ショートニング、モルトエキス、でん粉、食塩、イースト、ココアバター／乳化剤、香料、膨張剤、アナトー色素、調味料（無機塩）、（一部に乳成分・小麦・大豆を含む）」。乳化剤以降が添加物ですが、スクラロースは含まれていません。

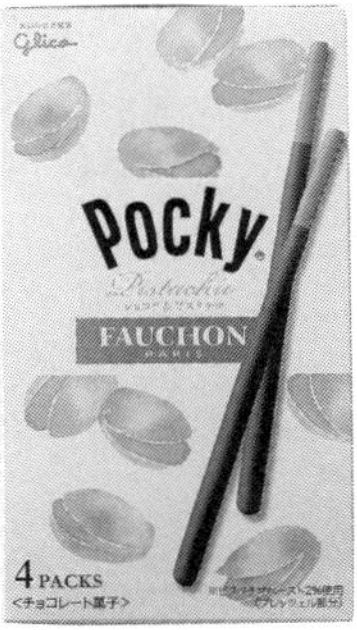

★食品原料 小麦粉、砂糖、乳糖、ココアバター、全粉乳、カカオマス、植物油脂、ショートニング、ピスタチオペースト、クリームパウダー、小麦たんぱく、食塩、イースト、デキストリン

★添加物 香料、乳化剤、クチナシ色素、調味料（無機塩）、甘味料（スクラロース）

★アレルギー表示 乳成分、小麦、大豆

★栄養成分（1袋・標準19.6gあたり）エネルギー100kcal、たんぱく質1.5g、脂質4.6g、炭水化物13.1g、食塩相当量0.082g

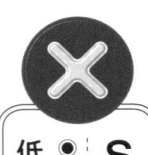

SUNAO《スナオ》バニラ

◉江崎グリコ

低カロリーと合成甘味料、どちらをとるのか

高級感のあるアイスクリームです。カップには、「糖質50%オフ（7・6g／個）」「80kcal」と大きく表示されています。また、「からだに素材のよろこびを」と小さな文字で書かれてもいます。

アイスクリームというと、チョコレートと並んで「糖質・糖類が多い」「カロリーが高い」というイメージがあります。そこで、それらのマイナスイメージを少しでも減らすために、このような表示をしているのでしょう。

しかし、糖質・糖類を減らす代わりに、合成甘味料のスクラロースが添加されています。したがって、食べないほうが賢明です。

なお、ポリデキストロースは、ぶどう糖やクエン酸などから作られた食物繊維で、食品に分類されています。水に溶けやすい食物繊維（水溶性食物繊維）であり、お腹の調子を整えたり、糖の吸収を遅らせて、血糖値の上昇を抑える働きがあるとされています。

アイスクリーム

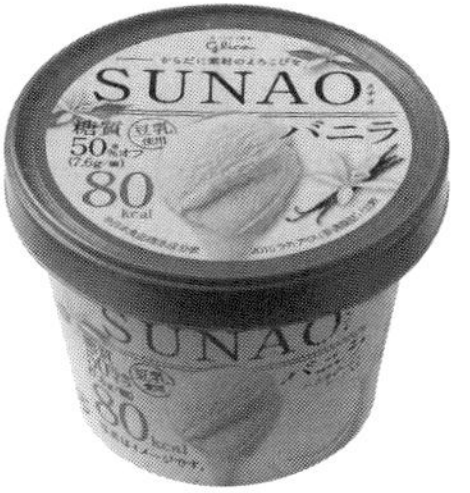

★食品原料 乳製品、食物繊維（ポリデキストロース）、豆乳、植物油脂、卵黄パウダー、乳等を主要原料とする食品、バニラビーンズシード

★添加物 香料、安定剤（増粘多糖類）、乳化剤、甘味料（スクラロース）、カロチン色素

★アレルギー表示 卵、乳成分、大豆

★栄養成分（1個120mℓあたり）
エネルギー80kcal、たんぱく質2.7g、脂質4.1g、糖質7.6g、食物繊維13.4g、ナトリウム0.035g（食塩相当量0.089g）

ちなみに、「ファイブミニ」（大塚製薬）は、ポリデキストロースを含んでおり、「お腹の調子を整える」というトクホの許可を受けています。その原材料は、「糖類（砂糖、ぶどう糖果糖液糖、オリゴ糖）、ポリデキストロース／ビタミンC、炭酸、酸味料、香料、トマト色素、調味料（アミノ酸）」です。

ただし、食物繊維であるポリデキストロースは、消化されないため、摂りすぎると下痢を起こす心配があるので、注意が必要です。「乳等を主要原料とする食品」については、第2章の「じゃがりこ サラダ」を参照してください。

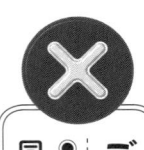

✕ ごろっとミックス

●たらみ

同じシリーズなら、みかんのほうがいい

「たらみのゼリーをよく見かける」という人もいるでしょう。㈱たらみ（長崎市）は、明治や森永乳業などと並ぶほどの大手食品会社ではありませんが、ゼリー食品を各種販売していて、コンビニなどに並んでいます。「ごろっとミックス」も、コンビニで買い求めたものです。

しかし、この製品には余計な合成甘味料が3品目も使われています。アスパルテーム、アセスルファムK、スクラロースです。したがって、×です。

同じたらみの製品で、やはりコンビニで買い求めた「ごろっとみかん」には、これらの合成甘味料は使われていません。その原材料は、「みかん、砂糖・果糖ぶどう糖液糖、果汁（りんご、オレンジ、みかん）、ぶどう糖、寒天/ゲル化剤（増粘多糖類）、酸味料、酸化防止剤（ビタミンC）、香料、乳酸Ca」。合成甘味料は使われていないことが分かります。同じ「ごろっと」シリーズでありながら、「ミックス」には合成甘味料を3品目

ゼリー

も使い、「みかん」にはまったく使っていません。なぜなのかは分かりませんが、「ミックス」も合成甘味料の使用は止めてもらいたいものです。

なお、酸味料は、文字通り酸味をつける目的で使われます。アジピン酸、クエン酸、乳酸など25品目程度あります。もともと食品に含まれているものが多く、毒性の強いものは見当たりませんが、**何品目も一度に大量に使うと、胃や腸の粘膜を刺激することがあります**。また、一括名表示が認められているので、どれをいくつ使っても、「酸味料」という表示しかされません。乳酸Ca（カルシウム）は、乳酸にCaを結合させたものであり、安全性に問題はありません。

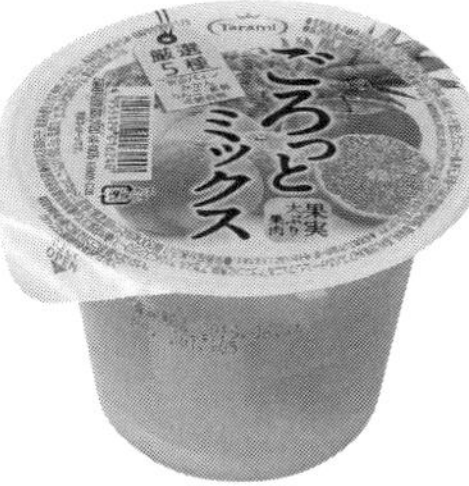

★食品原料 果実（パイン、みかん、りんご、黄桃、白桃）、ピーチ果汁、グラニュー糖、寒天、洋酒

★添加物 ゲル化剤（増粘多糖類）、酸味料、香料、甘味料（アスパルテーム・L-フェニルアラニン化合物、アセスルファムK、スクラロース）

★栄養成分（1個300gあたり）
エネルギー184kcal、たんぱく質0.6g、脂質0.1g、炭水化物45.7g、食塩相当量0.2g

ゼリーdeゼロ ぶどう味

◉マルハニチロ

カロリーゼロの代償は大きい

「カロリーがゼロなので食べている」という人もいるでしょう。名前に「ゼロ」が付いていますし、ふたにも「おいしくてゼロカロリー」と書かれています。

この製品には、砂糖やぶどう糖果糖液糖は使われていません。エリスリトールは、ぶどう糖を酵母で発酵させて作られたもので、添加物ではなく、食品に分類されています。もともと果実類やキノコ、ワイン、しょう油などに含まれる甘味成分で、ショ糖（砂糖）の70～80％の甘味があります。ただし、消化・吸収されにくいため、一度に多くとると下痢を起こすことがあります。腸が敏感な人は注意が必要です。

ただし、この製品も「ごろっとミックス」と同様で、合成甘味料のアスパルテーム、アセスルファムK、スクラロースが使われています。したがって食べないほうが賢明です。

なお、アントシアニン色素は、果物や野菜から抽出された紫色の色素です。ブドウの

ゼリー

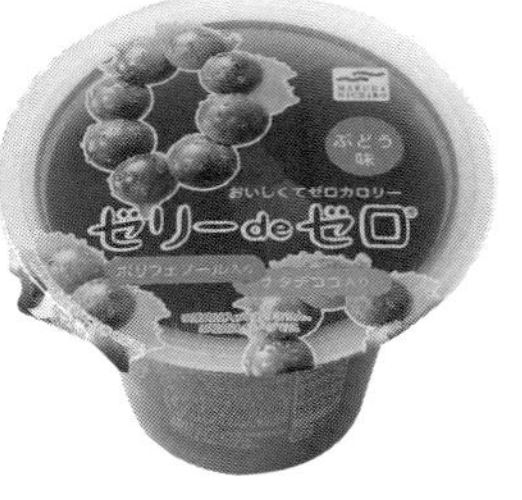

★**食品原料** ナタデココ、エリスリトール、ぶどう濃縮果汁、ぶどう種子エキス

★**添加物** 酸味料、ゲル化剤(増粘多糖類)、甘味料(アスパルテーム・L-フェニルアラニン化合物、アセスルファムK、スクラロース)、香料、アントシアニン色素、乳酸Ca、乳化剤、酸化防止剤(V.C)

★**栄養成分** (100gあたり)
エネルギー0kcal、たんぱく質0g、脂質0g、炭水化物5.4g(糖質5.0g、食物繊維0.4g)、食塩相当量0.1g

果皮から抽出されたブドウ果皮色素、サツマイモの紫色の根茎から得られたムラサキイモ色素、トウモロコシの紫色の種子から得られたムラサキトウモロコシ色素、ヤマイモの紫色の根茎から得られたムラサキヤマイモ色素があります。いずれも、食用とされている植物から得られた色素なので、安全性に問題はないと考えられます。

酸化防止剤のV・C(ビタミンC)は、製品の成分が酸化して変質するのを防ぐ目的で使われています。果物や野菜などに含まれている栄養素ですが、化学構造が分かっていて、人工的に合成されており、それが添加物として使われているのです。もともと果物や野菜に含まれる成分なので、安全性に問題はありません。

森永アロエヨーグルト脂肪ゼロ

◉森永乳業

一見、健康志向の商品ほど要注意

「体によさそうなアロエが入っているので食べている」という人もいるでしょう。アロエの葉肉には苦味がありますが、一般にそれが胃を刺激して働きを高めるといわれています。しかも、この製品は脂肪がゼロなので、それに魅かれる人もいるでしょう。

しかし、おススメできません。合成甘味料のスクラロースが使われているからです。それにしても、健康によいことをアピールしている製品に、各メーカーはどうして安易に有機塩素化合物を添加するのか、不思議でなりません。

ちなみに、脂肪ゼロタイプではない、通常の「森永アロエヨーグルト」には、合成甘味料は使われていません。その原材料は、「アロエベラ（葉内部位使用）、生乳、乳製品、砂糖、乳たんぱく質、香料、増粘多糖類、酸味料」です。香料以降が添加物ですが、甘味料の文字はありません。

なお、増粘多糖類は、植物や海藻、細菌などから抽出された粘性のある多糖類で、キサンタンガム、カラギーナン、グァーガムなど30品目程度あります。基本的にはぶどう糖がたくさん結合した多糖類なので、それほど毒性の強いものはありませんが、いくつか安全性に不安を感じるものもあります。**ただし、1品目を使った場合は具体名が表示されますが、2品目以上使った場合は、「増粘多糖類」としか表示されないので、何が使われているのか分かりません。**増粘多糖類は、「脂肪ゼロ」のほうにも入っています。

この2製品の脂質を比較すると、「脂肪ゼロ」が1個（118g）あたり0g、通常のものが同2・6gです。それほど大きな差があるとはいえないでしょう。

◎ ヨーグルト

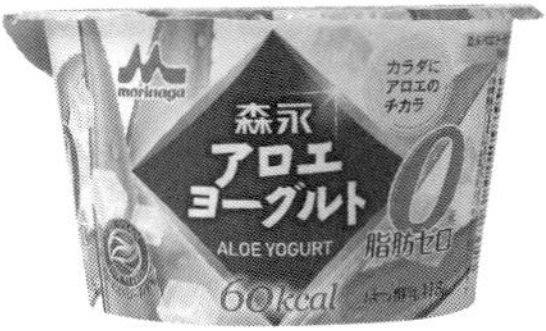

★食品原料 乳製品、アロエベラ（葉内部位使用）、砂糖、乳たんぱく質、ココナッツオイル

★添加物 香料、増粘多糖類、酸味料、甘味料（スクラロース）

★アレルギー表示 乳

★栄養成分（1個118gあたり）
エネルギー60kcal、たんぱく質4.1g、脂質0g、炭水化物9.9g、ナトリウム0.05g（食塩相当量0.13g）

うまい棒 チーズ味

●やおきん

この味に慣れるのは危険

今時、1本わずか10円（税込み）というスナック菓子です。そのため人気があるようで、たいていのスーパーやコンビニで売られています。しかし、おススメできません。合成甘味料のスクラロースが添加されているからです。

「うまい棒」の場合、チーズ味のほかに「うまい棒 コーンポタージュ味」、「うまい棒 めんたい味」、「うまい棒 サラミ味」などがありますが、いずれもスクラロースが添加されています。

それにしても、子どもが好んで食べるこうしたスナック菓子に、どうしてあえてスクラロースを添加するのか、不思議でなりません。砂糖や乳糖などが入っているのですから、甘みはそれらで十分だと思うのですが。

なお、調味料（アミノ酸等）は、L-グルタミン酸Na（ナトリウム）をメインとしたものです。L-グルタミン酸Naは、もともとは昆布に含まれるうま味成分で、現在はサ

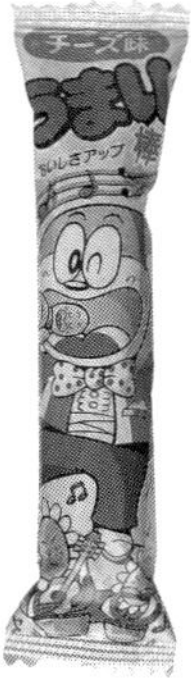

★食品原料 コーン(遺伝子組換えでない)、植物油脂、チーズパウダー、乳糖、クリーミングパウダー、乳製品、パン粉、砂糖、食塩、香辛料

★添加物 調味料(アミノ酸等)、香料、パプリカ色素、甘味料(スクラロース)、pH調整剤、乳化剤(大豆由来)、ターメリック色素

★アレルギー表示 原材料の一部に小麦を含む

★栄養成分 表示なし

トウキビなどを原料に発酵法によって製造されています。動物実験では毒性はほとんど見られていませんが、人間が一度に大量に摂取すると、腕や顔に灼熱感を覚えたり、動悸を感じたりすることがあります。

私は「うまい棒 チーズ味」を何度か齧ったことがありますが、スクラロース入りの飲料を口に入れた時と同様に、舌にしびれを感じました。おそらくスクラロースが、舌の味蕾の細胞を刺激するためと考えられます。

ミルクボトル

●ばにーぷらん

タール色素は避けよう

「子どもに時々駄菓子を買ってあげる」という親御さんもいるでしょう。スーパーにはたいてい駄菓子コーナーがあり、ガムやラムネ、酢漬けイカなどが売られています。しかし、合成着色料のタール色素が使われている製品が多いので要注意です。写真のミルクボトル形容器に入ったカラフルなラムネにも、４品目のタール色素が使われています。

タール色素は、自然界にまったく存在しない化学合成物質です。食品添加物として認められているのは、赤色２号、赤色３号、赤色40号、赤色１０２号、赤色１０４号、赤色１０５号、赤色１０６号、黄色４号、黄色５号、青色１号、青色２号、緑色３号の12品目。しかし、いずれもその化学構造や動物実験結果から発がん性の疑いがあります。

赤色２号の場合、アメリカでのラットを使った実験で、「発がん性の疑いが強い」ことが分かったため、同国では使用禁止になりました。しかし、日本では今も使用が認められています。赤色２号と、この製品に使われている赤１０２（赤色１０２号）は化学

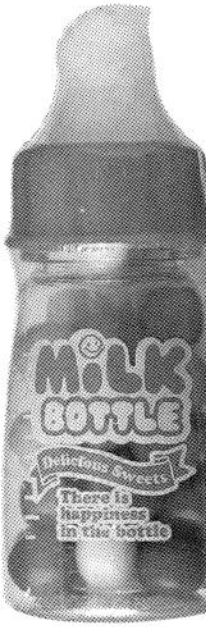

★食品原料 ブドウ糖、砂糖、澱粉分解物、澱粉

★添加物 増粘剤（アラビアガム）、乳化剤、酸味料、光沢剤、香料、着色料（赤102、赤106、黄4、青1）

★栄養成分 表示なし

構造が似ているため、これも発がん性の可能性があります。また赤１０６（赤色１０６号）は、発がん性の疑いがあるため、外国ではほとんど使用が認められていません。青１（青色1号）については、それを溶かした溶液をラットに注射した実験で、高い割合でがんが発生しています。

さらにタール色素は、アレルギーの一種の蕁《じん》麻《ま》疹《しん》を起こすことが知られています。とくにこの製品に含まれる赤１０２と黄４（黄色４号）は、ほかにも多くの食品に使われているため、消費者が摂取する機会も多く、皮膚科医の間では「蕁麻疹を起こす添加物」として警戒されています。お子さんの場合、蕁麻疹を起こしやすいので要注意です。

よっちゃん丸（甘醤油）

●よっちゃん食品工業

醤油風味の駄菓子になぜ着色料を？

「よっちゃん駄菓子屋」シリーズの一製品です。魚肉とでん粉などを加工して作った細長い板状のものに、しょう油や砂糖、食塩などを混ぜて作ったたれが塗ってあります。おそらく子どもにとっては、一度食べたら「また、食べたい」という味なのでしょう。

全体的に茶色い色をしていますが、これはしょう油や着色料のカラメル（カラメル色素）などで作ったたれが塗られているからでしょう。ただし、原材料名をよく見ると、**タール色素が4品目も使われていることが分かります。**黄4（黄色4号）、黄5（黄色5号）、赤3（赤色3号）、赤106（赤色106号）です。

黄4を0・5、1、2、5％含むえさを、ラットに対して2年間食べさせた実験で、5％群では明瞭な、2％群では軽度な下痢が見られました。動物や人間が下痢を起こすのは、害のあるものが体内に入ってきた時にそれを早く排泄するためです。また、黄4は人間に蕁麻疹を起こすことが知られています。

◎駄菓子

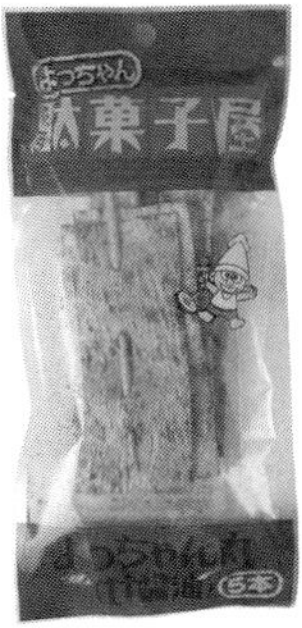

★食品原料 魚肉、でん粉（小麦を含む）、醗酵調味料、醤油（大豆・小麦を含む）、還元水あめ、植物たん白（大豆、小麦）、食塩、砂糖、植物油脂（パーム油）、醸造酢、たん白加水分解物（大豆、ゼラチンを含む）、唐辛子、デキストリン

★添加物 ソルビット、調味料（アミノ酸等）、酒精、pH調整剤、着色料（カラメル、黄4、黄5、赤3、赤106）、唐辛子抽出物、甘味料（ステビア）

★栄養成分（1袋・平均18gあたり）エネルギー58kcal、たんぱく質2.6g、脂質0.5g、炭水化物10.8g、ナトリウム0.468g（食塩相当量1.19g）

黄5については、0・5〜5％含むえさをラットに2年間食べさせた実験では、乳腺の腫瘍が増えたという疑いが持たれています。黄5も蕁麻疹を起こすことが分かっています。

また、赤3については、0・1〜4％含むえさをラット2世代にわたって食べさせた実験で、2代目のラットに甲状腺腺腫の明らかな増加が認められました。

そもそもこの製品はカラフルな色にする必要がないのですから、わざわざ黄色や赤色のタール色素を添加する必要はないでしょう。安易にタール色素を使う企業姿勢が問われます。

ピリッと美味しい わさび豆

●春日井製菓

色鮮やかな食品は、表示を見てみよう

えんどう豆を原料とした（わさびグリーン豆）と、そら豆を原料とした（わさびビーンズ）が入っている製品です。どちらも緑色に着色されていますが、着色に使われているのがタール色素の黄4（黄色4号）と青1（青色1号）です。それらを混ぜると、緑色になるからです。

青1を2％または3％含む液1㎖をラットに1週間に1回、94～99週にわたって皮下注射した実験では、76％以上にがんが発生しました。また、ラットを使った別の実験でも、注射によってがんが発生したことが確認されています。

注射によるがんと、経口投与によるがんとを同じと見ることはできませんが、青1に発がん性の疑いがあることは否定できません。

黄4については、［よっちゃん丸（甘醤油）］でも述べたように、0・5、1、2、5％含むえさを、ラットに対して2年間食べさせた実験で、5％群では明瞭な、2％群では

軽度な下痢が見られました。また、黄4は人間に蕁麻疹を起こすことが知られています。したがって、**こうしたタール色素が添加された製品は避けたほうが賢明です。**

それから、この製品にはよく分からない食品原料が使われています。「配合調味料」です。これだけでは、いったいどんな調味料なのか、何を配合しているのか、消費者にはさっぱり分かりません。こうした表示をするところに、消費者軽視の企業姿勢を見て取ることができます。

なお、「寒梅粉」とは、もち米を蒸して餅生地とし、それを焼いて乾燥させてから粉末にしたものです。

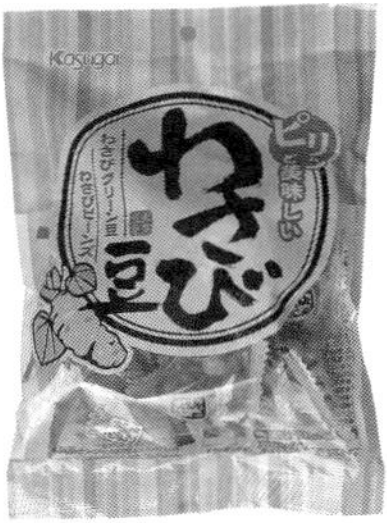

[わさびグリーン豆]

★食品原料 えんどう豆、でん粉、食用油脂、砂糖、小麦粉、水あめ、食塩、寒梅粉ミックス、ぶどう糖、配合調味料、塩蔵わさび粉末

★添加物 香料、調味料（アミノ酸等）、環状オリゴ糖、膨張剤、乳化剤、着色料（黄4、青1）

★栄養成分（100gあたり）
エネルギー431kcal、たんぱく質14.9g、脂質11.6g、炭水化物66.7g、食塩相当量1.6g

[わさびビーンズ]

★食品原料 そら豆、食用油脂、小麦粉、砂糖、でん粉、水あめ、食塩、寒梅粉ミックス、ぶどう糖、いか、海苔、配合調味料、塩蔵わさび粉末

★添加物 香料、調味料（アミノ酸等）、環状オリゴ糖、膨張剤、乳化剤、着色料（黄4、青1）

★栄養成分（100gあたり）
エネルギー456kcal、たんぱく質19.1g、脂質16.9g、炭水化物56.8g、食塩相当量1.7g

★アレルギー表示 小麦・いか・大豆

セブンプレミアム ビーフジャーキー

●セブン&アイ・ホールディングス

肉が黒ずんだとしても、添加しないでほしい

「ビールにはビーフジャーキーがよく合う」という人もいると思いますが、おススメできません。危険性の高い添加物が含まれているからです。それは、発色剤の亜硝酸Naです。牛肉には赤い色素が含まれていて、酸化して黒くなると、肉の色が黒ずんでしまいます。それを防ぐために亜硝酸Naが添加されているのです。

亜硝酸Naは急性毒性が強く、これまでの中毒事故から算出されたヒトの致死量は、0・18〜2・5gと非常に少量です。ちなみに、猛毒として知られる青酸カリ（シアン化カリウム）の致死量は0・15g。そのため、ビーフジャーキーに一定量以上含まれると中毒を起こすので、添加量が厳しく制限されています。

しかし、制限されているとはいえ、これほど毒性の強い化学物質を食品に混ぜること自体が問題なのです。

さらに、亜硝酸Naは、牛肉に含まれるアミンと反応して、発がん性のあるニトロソア

ミン類に変化するという問題があるのです。ニトロソアミン類は10種類以上知られていて、いずれも動物実験で発がん性が認められています。中でも代表的なN－ニトロソジメチルアミンの発がん性は非常に強く、わずか0・0001〜0・0005％含むえさや飲料水をラットにあたえた実験では、肝臓や腎臓にがんが認められています。

ちなみに、この製品には酸化防止剤のビタミンCが添加されていますが、ニトロソアミン類の発生を防ぐためなのです。ビタミンCには抗酸化作用があり、亜硝酸Naとアミンが化学反応を起こすのを防ぐ働きがあるからです。しかし、ある添加物の研究者によると十分に防ぐことはできないとのこと。

おつまみ

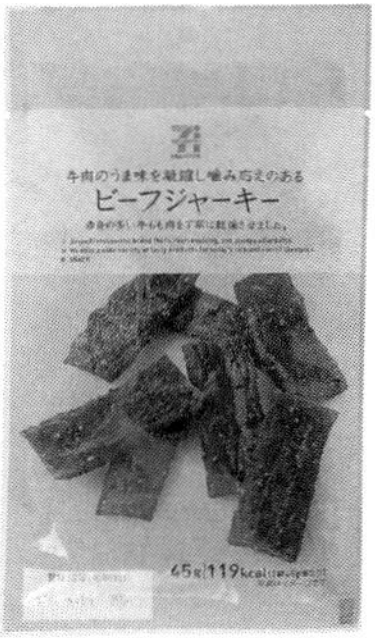

★食品原料 牛肉、砂糖、しょうゆ、みりん、香辛料、食塩、ビーフエキス

★添加物 トレハロース、調味料（アミノ酸等）、酸化防止剤（ビタミンC）、発色剤（亜硝酸Na）、香料

★アレルギー表示 小麦、牛肉、大豆

★栄養成分（1袋45gあたり）
エネルギー119kcal、たんぱく質16.6g、脂質2.7g、炭水化物7.0g、食塩相当量2.0g

✕ キシリトールガム ライムミント

●ロッテ

キシリトール自体に問題はないのだが……

ガムは添加物の塊といえます。この製品もそうで、食品原料はマルチトールだけで、ほかはすべて添加物です。それから、必ずガムベースが使われるのですが、実はその中に発がん性物質を含むものがあるのです。

ガムベースは、ガムを製造する際の基材といえるもので、植物性樹脂や酢酸ビニル樹脂、エステルガムなどがあります。この中の酢酸ビニル樹脂は、酢酸ビニルという化学物質をたくさん結合させて作られますが、その原料となる酢酸ビニルには動物実験で発がん性が認められています。そして、酢酸ビニル樹脂には、この発がん性のある酢酸ビニルが残っている可能性があるのです。

そのため厚生労働省では、酢酸ビニル樹脂中に酢酸ビニルが5㎰（㎰は100万分の1を表す濃度の単位）以上残っていた場合、違反としています。**逆から見ると、5㎰未満なら違反とならず、使ってもいいということです。**

◎ガム

ただし、ガムベースは一括名表示が認められているため、酢酸ビニル樹脂が使われていても、「ガムベース」という表示しかなされないため、消費者には分からないのです。

さらに、この製品には合成甘味料のアスパルテームが使われています。これまで指摘してきたように危険性の高い甘味料です。［キシリトールガム］の場合、ライムミントのほかにフレッシュミント、グレープ、ピーチ、ブラックミントなどがありますが、いずれもアスパルテームが使われています。

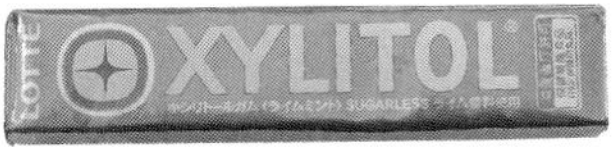

★食品原料 マルチトール

★添加物 甘味料（キシリトール、アスパルテーム・L-フェニルアラニン化合物）、ガムベース、香料、増粘剤（アラビアガム）、光沢剤、リン酸一水素カルシウム、フクロノリ抽出物、着色料（紅花黄、クチナシ）、ヘスペリジン

★アレルギー表示 ゼラチン使用

★栄養成分（1パック21gあたり）
エネルギー39kcal、たんぱく質0g、脂質0g、炭水化物15.6g（糖類0g）、食塩相当量0g

×

クロレッツXP オリジナルミント

◉モンデリーズ・ジャパン

常食は避けたい

「キシリトールガム」と人気を二分する「クロレッツXP」。「「クロレッツ」のほうが好き」という人もいるでしょう。そのウリは、味が長続きするという点です。

これまでのガムは、ガムベースから短時間で甘味料や香料が染み出してしまうため、味がすぐにしなくなってしまうのでした。ところが、このガムは、それらがマイクロカプセルに閉じ込められていて、噛んでいるとカプセルが徐々に壊れていって、甘味料や香料が染み出してきます。そのため、味が長持ちするのです。

しかし、**「キシリトールガム」と同様にガムベースが使われ、合成甘味料のアスパルテーム、さらにアセスルファムKも使われています**。したがって、×です。

なお、甘味料のソルビトールは、ソルビットともいいます。糖アルコールの一種で、もともとは果実や海藻などに含まれています。工業的にはぶどう糖やデンプンから作られています。その由来や動物実験の結果から、安全性は高いと考えられます。ただし、

ガム

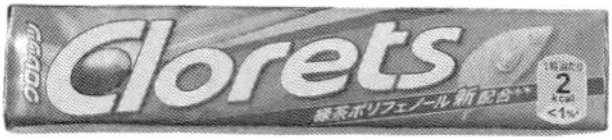

★食品原料 マルチトール（タイ製造又は中国製造）、還元水飴、緑茶エキス

★添加物 甘味料（ソルビトール、キシリトール、アスパルテーム・L－フェニルアラニン化合物、アセスルファムK）、ガムベース、香料、アラビアガム、マンニトール、レシチン、植物ワックス、着色料（銅葉緑素）

★アレルギー表示 一部に大豆を含む

★栄養成分（1粒あたり）
エネルギー2kcal、たんぱく質0.01g、脂質0g、炭水化物1g（糖類0g）、食塩相当量0.0004g

人間が1日に50g以上摂取すると、下痢を起こすことがあります。

また、キシリトールは、植物に含まれるキシロースを原料に化学合成されたものです。もともとイチゴやプラムなどに含まれる糖アルコールで、虫歯を防ぐ作用があります。これも安全性に問題はありません。

それから、マルチトールは、麦芽糖（マルトース）に水素を結合させて作る糖アルコールで、食品に分類されています。砂糖の80％程度の甘味があり、虫歯を作らないとされています。

VC-3000のど飴

●ノーベル製菓

誰もが知るヒット商品だが……

テレビCMが盛んに流されている製品なので、知っている人も多いでしょう。実に分かりやすいネーミングで、1袋（90g）にビタミンC（V・C）を3000mg含んでいるというのがウリです。「これでビタミンCを摂っている」という人もいるかもしれませんね。

1粒には、140mgのビタミンCが含まれます。ビタミンCの1日所要量（健康の保持・増進、生活習慣病の予防のために標準となる量）は100mgなので、1粒なめれば十分です。その点はいいのですが、残念ながら余計な添加物が含まれています。合成甘味料のアスパルテームです。さらに、天然甘味料のステビアも添加されています。

ステビアは、南米原産のキク科・ステビアの葉から抽出した甘味成分です。しかし、**EU（欧州連合）委員会では、1999年、ステビアが体内で代謝してできる物質（ステビオール）が動物のオスの精巣に悪影響があり、繁殖毒性が認められたとの理由で、**

使用を認めないことを決めました。その後、もう一度安全性について検討が行われ、同委員会は、２０１１年12月から、体重１kgあたり４mg以下の摂取に抑えるという条件付きで、ステビアの使用を認めたという経緯があります。

なお、パラチノースとは、砂糖を酵素で反応させて作った糖で、ハチミツやサトウキビにも少量含まれます。砂糖に似た甘味をもち、甘味度は砂糖の約半分。吸湿性が低いため、キャンディに使うとべたつきや吸湿による劣化を防ぐことができます。

還元パラチノースは、パラチノースに水素を結合させて作った糖アルコールで、消化・吸収されにくく、血糖値が上がりにくいという特徴があります。

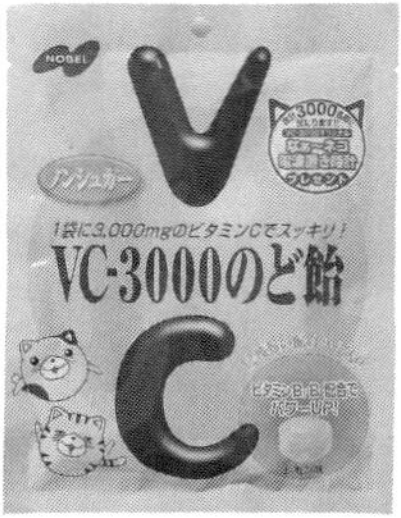

★食品原料 還元パラチノース（ドイツ製造）、還元水飴、ハーブエキス、カリンエキス

★添加物 ビタミンC、香料、甘味料（アスパルテーム・L-フェニルアラニン化合物、ステビア）、着色料（ウコン）、ビタミンB_2、ビタミンB_1

★栄養成分（1粒3.8gあたり）
エネルギー8.5kcal、たんぱく質0.01g、脂質0.01g、炭水化物3.72g（糖類0g）、食塩相当量0.004g

カンデミーナスーパーベスト

●カンロ

カラメル色素の中身が消費者には不明

この製品はグミの一種で、「歯ごたえがあっておいしい」と食べている人もいるでしょう。グミの特徴は、ゼラチンを含んでいることです。ゼラチンを加えることで、弾力性を持たせられるので、歯ごたえ感を出すことができるのです。

ゼラチンは、豚や牛、魚などに含まれるたんぱく質の一種のコラーゲンを、少しだけ分解したものです。水に溶けやすく、冷やすとゲル状になって固まります。そのため、コーヒーゼリーやフルーツゼリーなどによく使われています。ゼラチンは、たんぱく質を単に分解したものであるため、食品に分類されています。

ゼラチンは食品の一種であり、安全性に問題はありません。しかし、この製品には気になる添加物がいくつか使われています。まず着色料のカラメル（カラメル色素）です。

カラメル色素は、カラメルⅠ～Ⅳの四種類ありますが、カラメルⅢとカラメルⅣには発がん性物質が含まれています。一方、カラメルⅠとカラメルⅡは、それほど問題はあ

グミ

りません。しかし、「カラメル色素」としか表示されないため、どのカラメル色素が使われているのか、消費者には分かりません。

それから、合成甘味料のアセスルファムKも添加されています。なお、加工デンプンは、デンプンに化学処理を施し、酸化デンプンや酢酸デンプンなどに変えたもので、全部で11品目あります。内閣府の食品安全委員会は、「添加物として適切に使用される場合、安全性に懸念がないと考えられる」と言っていますが、発がん性や生殖毒性に関して試験データのない品目もあります。

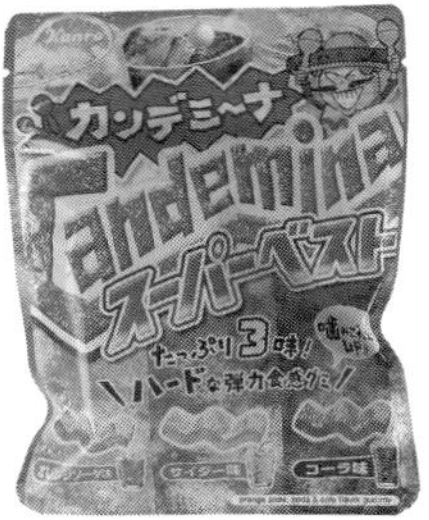

★食品原料 水飴、砂糖、ゼラチン、デキストリン

★添加物 酸味料、香料、増粘剤(加工デンプン)、炭酸カルシウム、着色料(カラメル、クチナシ、カロチノイド)、甘味料(アセスルファムK)

★栄養成分 (1粒2.2粒あたり)
エネルギー7.7kcal、たんぱく質0.22g、脂質0g、炭水化物1.69g、食塩相当量0.0004g

果汁グミ ぶどう

●明治

メーカーすら知らない「香料」の中身

この製品には、合成甘味料は使われていません。しかし、問題があるのです。それは、においです。封を切ると、プーンと鼻を突く人工的で刺激的なにおいが漂ってきます。ぶどうのにおいに似ていますが、接着剤が混じったような不自然なにおいです。においに敏感な人は、このにおいを長くかいでいると、気分が悪くなるかもしれません。

これらのにおいは、添加されている香料によるものです。香料は、合成香料が約150品目、天然香料が約600品目もあって、それらを数品目、あるいは数十品目組み合わせて独特のにおいが作られています。しかし、**どの品目を使っているのかは企業秘密**になっていて、香料を製品に使っている大手食品メーカーですら、知らないケースが珍しくないのです。

合成香料の中には、毒性の強いものがいくつかあります。また、天然香料の中には、正体不明のものがあります。しかし、それらが使われていても、一括名の「香料」とし

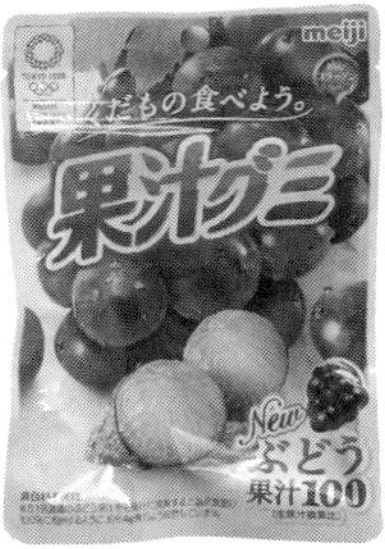

★**食品原料** 水あめ、砂糖、濃縮ぶどう果汁、ゼラチン、植物油脂、でん粉

★**添加物** 酸味料、ゲル化剤（ペクチン）、香料、光沢剤

★**アレルギー表示** りんご、ゼラチン

★**栄養成分**（1袋51gあたり）
エネルギー167㎉、たんぱく質3.2g、脂質0g、炭水化物38.6g、食塩相当量0.03g

か表示されません。ですから、消費者としては自分の鼻を頼りにするしかないのです。

鼻は身を守る最大のセンサーです。体に害のあるものに対して、変なにおいとして感じ、それを吸い込まないように脳に指示します。そういう意味では、「果汁グミ」のにおいは刺激的かつ不自然であって、食べ物としてふさわしくないと考えられます。数年前に香料について、明治に問い合わせたところ、「香料会社が調合したもので、具体的に何が使われているかは、合成か天然かも含めて、まったく分かりません」という答えでした。今回再び「果汁グミ ぶどう」の香料について問い合わせると、「具体的な香料名は公開していませんが、合成の香料を使っています」とのことでした。

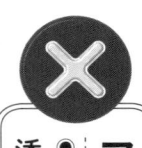

フリスク ペパーミント

●クラシエフーズ

添加物そのものと言っていい

「これが食品と言えるのか？」という疑問を感じます。食品とは、食品原料をそのまま加工したもの、あるいは加工の際に添加物を加えたものということです。ところが、この製品には食品原料が何も使われていません。すべて添加物なのです。その意味では、食品とは言えないでしょう。名称は「清涼菓子」となっていますが、とうてい菓子とは言えません。単なる添加物の塊です。

使われている添加物の中でも、もっとも問題なのは合成甘味料のアスパルテームです。これまで書いてきたように、動物実験で白血病やリンパ腫を起こすことが確認されていますし、人間の脳腫瘍との関係も指摘されています。

なお、甘味料のソルビトール（ソルビット）は、糖アルコールの一種で、もともとは果実や海藻などに含まれています。工業的にはぶどう糖やデンプンから作られています。その由来や動物実験の結果から、安全性は高いと考えられます。ただし、人間が1日に

50g以上摂取すると、下痢を起こすことがあります。

微粒酸化ケイ素は、正式には微粒二酸化ケイ素といいますが、これはガラスの主成分です。錠剤の形にするために使われています。動物に経口投与した実験では、とくに毒性は認められていませんが、ガラスを食べさせられることに抵抗感を覚える人も多いでしょう。また、胃粘膜を刺激することはないのか、心配になります。「フリスク」には、ほかに「ベリーミント」や「スペアミント」、「ブラックミント」などがありますが、いずれもアスパルテームやアセスルファムKなどが使われています。同じく清涼菓子の「ミンティア」（アサヒグループ食品）も、原材料は「フリスク」と似ています。

◎ 清涼菓子

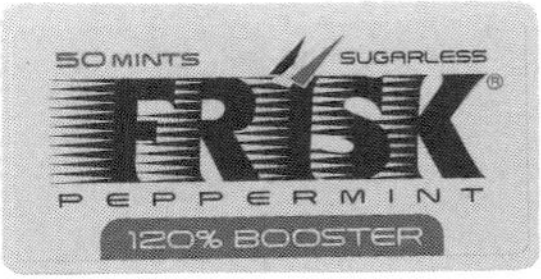

★食品原料 なし

★添加物 甘味料（ソルビトール、アスパルテーム・L−フェニルアラニン化合物）、香料、微粒酸化ケイ素、ステアリン酸Mg

★栄養成分（1箱8.4g/50粒あたり）エネルギー25kcal、たんぱく質0g、脂質0g、炭水化物8.4g（糖類0g）、食塩相当量0g

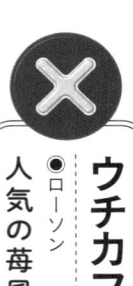

✕ ウチカフェ マカロン あまおう苺&ミルク

●ローソン

人気の苺風味だが……

ローソンのPB（プライベートブランド）である［ウチカフェ］シリーズの製品です。赤い色をした［あまおう苺］とクリーム色の［ミルク］が入っています。［あまおう苺］には、着色料が4種類使われていますが、問題なのはタール色素の赤102（赤色102号）です。

タール色素は、19世紀の中ごろ主にドイツで開発されました。コールタールを原料に作られたため、この名前が付けられました。しかし、タール色素は当初から問題を起こしていたのです。まず染料として使われましたが、タール色素を製造する工場の従業員に膀胱がんを発症する人が多かったのです。

現在日本では、12品目のタール色素が添加物として認可されていますが、いずれもその化学構造や動物実験の結果から発がん性の疑いがあるのです。実は一度添加物として認可されたものの、その後発がん性のあることが分かり、使用が禁止されたタール色素があるのです。赤色1号、赤色１０１号、黄色3号、紫1号です。したがって、今使われている12品目の中にも、今後使用が禁止されるものがあるかもしれません。

赤色１０２号は、アメリカで「発がん性の疑いが強い」という理由で使用が禁止された赤色2号と化学構造が似ているので、発がん性の可能性があります。また、赤色１０2号は、蕁麻疹を起こす添加物としても知られています。なお、着色料のカロテノイド（カロテノイド色素）は、植物や動物に含まれる黄、だいだい、赤を示す色素のことで、トウガラシ色素（パプリカ色素）、トマト色素、クチナシ黄色素などがあります。

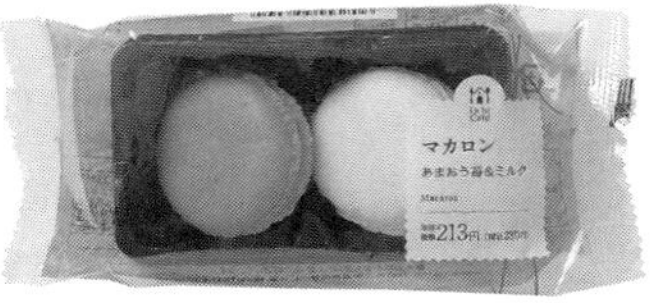

[あまおう苺]★食品原料 砂糖、卵白（卵を含む）、アーモンドパウダー、準チョコレート（乳成分・大豆を含む）、いちごピューレ、生クリーム（乳成分を含む）、植物油脂、ホイップクリーム（乳成分を含む）、いちごペースト、酒精飲料

★添加物 香料（乳・大豆由来）、着色料（紅麹、赤102、クチナシ、カロテノイド）、乳化剤（大豆由来）、酸味料

★栄養成分（1個あたり）エネルギー77㎉、たんぱく質1.7g、脂質3.6g、炭水化物9.5g（糖質9.2g、食物繊維0.3g）、食塩相当量0.032g

[ミルク]★食品原料 砂糖、卵白（卵を含む）、アーモンドパウダー、植物油脂、全粉乳、加糖練乳、生クリーム（乳成分を含む）、準チョコレート（乳成分・大豆を含む）、ホイップクリーム（乳成分を含む）

★添加物 乳化剤（大豆由来）、香料（乳・大豆由来）、カロテノイド色素

★栄養成分（1個あたり）エネルギー80㎉、たんぱく質2.0g、脂質3.7g、炭水化物9.8g（糖質9.3g、食物繊維0.5g）、食塩相当量0.033g

パスコ 白い食卓ロール

●敷島製パン

なぜあえて甘味料を入れたのか？

敷島製パンと言えば、「パスコ」のブランドで知られており、とりわけ食パンの「パスコ超熟」は人気があるようで、たいていのスーパーやコンビニで陳列されています。そのウリは、「余計なものは入れない」で、このフレーズがテレビCMでも流れています。「余計なもの」とは、添加物のことであり、「パスコ超熟」には添加物は使われていません。

その敷島製パンが、どうして「パスコ白い食卓ロール」に合成甘味料のスクラロースを使っているのか、不思議でなりません。この製品には、糖類が使われており、それだけで甘さは十分だと思います。そこに、なぜあえて有機塩素化合物を使うのか、理解に苦しみます。

スクラロースは分解されにくく、安定性が極めてよいので、メーカーとしては使いやすいのかもしれません。それにしても、わざわざ使う必要はないと思うのですが。

ロールパンはほかのメーカーからも出ていますが、これまでスクラロースが添加された製品を見たことがありません。敷島製パンだけ、「余計なものを入れている」という印象を受けます。

なお、増粘剤のアルギン酸エステルは簡略名で、正しくはアルギン酸プロピレングリコールエステルといいます。海藻に含まれる粘性物質のアルギン酸とプロピレングリコールを結合させたものです。アルギン酸プロピレングリコールエステルについては、これまでの動物実験では毒性はほとんど認められていません。しかし、アレルギー体質の人が摂取すると、皮膚発疹を起こすことがあります。

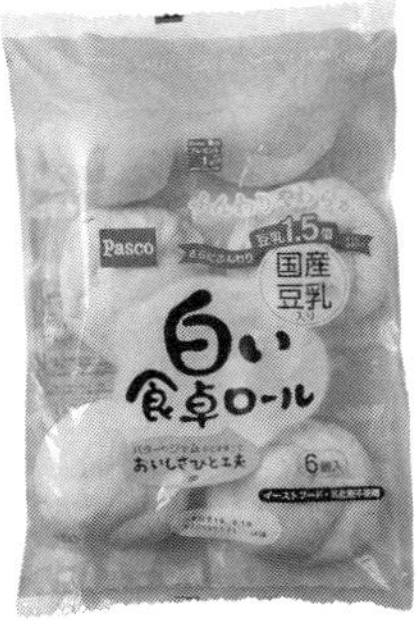

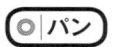

★食品原料 小麦粉（国内製造）、マーガリン、糖類、豆乳、パン酵母、加工油脂、乳等を主要原料とする食品、米粉、醸造酢、食塩、卵

★添加物 加工デンプン、増粘剤（アルギン酸エステル）、香料、甘味料（スクラロース）、酸化防止剤（ビタミンE）、着色料（カロチン）

★アレルギー表示 卵、小麦、乳成分、大豆、

★栄養成分（1個あたり）
エネルギー96kcal、たんぱく質2.7g、脂質2.3g、炭水化物16.2g、ナトリウム0.101g（食塩相当量0.3g）

合成甘味料がもてはやされる不合理

人はなぜ食べ物を食べるのでしょうか？　もちろん「おいしいから」ということもありますが、食べ物は私たちの体を作り、エネルギーを生みだすために不可欠なものであることが最大の理由でしょう。食べ物に含まれるたんぱく質や脂肪、糖質、ビタミン、ミネラルなどは、私たちが体を維持していくうえで不可欠なものです。

ところが最近、体にとって不必要なものがもてはやされています。スクラロースやアセスルファムKなどのゼロカロリーの合成甘味料です。様々な飲み物やお菓子などに使われ、その利用はますます広がっていく勢いです。

スクラロースは、有機塩素化合物の一種であり、体内に摂取されても消化酵素によって分解されることがありません。そのため、砂糖などとは違ってエネルギーに変換されることがなく、ゼロカロリーなのです。つまり、体にとってはまったく役に立たない、不必要な物質なのです。

ただし、消化管から吸収されて血液中に入り、ここでも分解されることなく、全身を巡ります。同様にアセスルファムKも、体内で分解されることなく、血液中に入って全身を巡り、最大で1週間ほど留まります。

column 1

地球の環境中に排出されたダイオキシンや農薬のＤＤＴなどの化学物質は、分解されることなく環境中をぐるぐる巡って「環境汚染」を引き起こしています。同様に人体に入って分解されることなく体中を巡る添加物は、「人体汚染」を起こしていると言えるのです。「人体汚染」物質は、肝臓や腎臓などの臓器の機能を低下させたり、遺伝子を傷つけて、がんの引き金になる可能性があるのです。

ところが、スクラロースもアセスルファムＫもゼロカロリーであるがゆえに、高血糖や肥満を引き起こさない甘味料として、数多くの飲み物やお菓子などに使われています。つまり、体にとって不必要で、体を汚染するものがもてはやされているのです。

糖質や糖類は、摂りすぎると高血糖や肥満などを起こすという問題があります。しかし、あくまで摂りすぎがよくないのであって、摂りすぎないように自己コントロールすればよいのです。「それがなかなかできないんだよね」という人もいると思いますが、だからと言って、合成甘味料を摂り続けるというのは、本末転倒です。その点を一人一人がよく考えるべきだと思います。

第2章

買ってはいけないと買ってもいいの中間

三ツ矢サイダー

●アサヒ飲料

香料が安全なものか否か

「昔、よく飲んでいた」という中年の方もいるでしょう。ボトルには「SINCE 1884」と表示されています。「三ツ矢サイダー」の歴史は古く、その前身である「平野水（ヒラノスイ）」という飲み物の製造が始まったのが、１８８４年（明治17年）です。この製品は、兵庫県多田村平野から湧き出た炭酸水をびん詰めしたもの。その後１９０９年（明治42年）には「三ツ矢シャンペンサイダー」が発売され、「三ツ矢サイダー」という通称で広告が行われました。大正、昭和を経て、１９６８年（昭和43年）に現在の「三ツ矢サイダー」という名称になったのです。

炭酸は、添加物の一種に数えられていますが、二酸化炭素のことであり、それが水に溶けているのです。安全性に問題はありません。香料は、合成が約１５０品目、天然が約６００品目もあって、それらを数品目、あるいは数十品目組み合わせて独特のにおいが作られていますが、その製法は企業秘密になっています。合成香料の中には毒性の強いものがあり、サリチル酸メチルは、2%含むえさをラットに食べさせた実験で、49週ですべてが死亡しました。また、ベンズアルデヒドは、マウスに1日に体重1kgあたり0・2~0・6gを週5日2年間投与した実験で、前胃の腫瘍発生率を増加させました。

このほかフェノール類、イソチオシアン酸アリル、エーテル類なども毒性があります。

天然香料も安全性の疑わしいものがあります。たとえば、「コカ(COCA)」で、麻薬の原料となる植物のコカです。また、オケラなど正体不明のものも。ただし、「香料」としか表示されず、何が使われているのか分かりません。

◎ 炭酸飲料

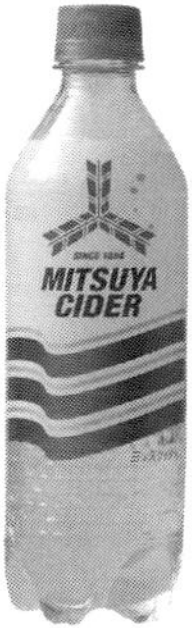

★食品原料 砂糖類(果糖ぶどう糖液糖、砂糖)

★添加物 炭酸、香料、酸味料

★栄養成分(100mℓあたり)
エネルギー42kcal、たんぱく質0g、脂質0g、炭水化物11g、食塩相当量0.02g

△

ファンタ オレンジ

●コカ・コーラカスタマーマーケティング

EUでは一時使われなかった甘味料を添加

第1章で取り上げた「ファンタ グレープ」と、この「ファンタ オレンジ」には決定的な違いがあります。それは、「ファンタ オレンジ」には合成保存料の安息香酸Naが添加されていないという点です。

ですから、「ファンタ オレンジ」は、「ファンタ グレープ」ほどには危険な飲み物とは言えません。しかし、気になる添加物も使われています。天然甘味料のステビアです。

ステビアは、南米原産のキク科・ステビアの葉から抽出した甘味成分です。昔からステビアの葉は、不妊・避妊作用があるといわれていて、それを裏付ける動物実験もあります。一方で、それを否定する動物実験の結果もあり、どちらが本当なのか、よく分からない面があります。

ただし、EU（欧州連合）委員会では、1999年、ステビアが体内で代謝してできる物質（ステビオール）が動物のオスの精巣に悪影響があり、繁殖毒性が認められたとの理由で、使用を認めないことを決めました。その後、もう一度安全性について検討が行われ、同委員会は、２０１１年12月から、体重１kgあたり４mg以下の摂取に抑えるという条件付きで、ステビアの使用を認めることにしました。

天然着色料のカロチン色素（カロテン、カロテン色素）は、植物や動物に含まれる黄、だいだい、赤を示す色素で、ニンジンカロテン、パーム油カロテン、β-カロチンなどがあります。その由来から、安全性に問題はないと考えられます。

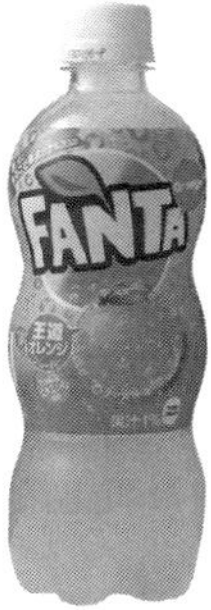

★食品原料 果糖ぶどう糖液糖、オレンジ果汁、オレンジエキス

★添加物 炭酸、香料、酸味料、ビタミンC、カロチン色素、甘味料（ステビア）

★栄養成分（100mℓあたり）
エネルギー46kcal、たんぱく質0g、脂質0g、炭水化物11.5g、食塩相当量0.01g

△

なっちゃん

◉サントリーフーズ

酸味料は果汁にはかなわない

ボトルには、「人工甘味料・着色料・保存料不使用」と表示されています。また、「果汁35%」という文字もあります。つまり、残りは水なのですが、ただ水を加えただけでは、味が薄くなってまずくなってしまいます。そこで、糖類（果糖ぶどう糖液糖、砂糖）や酸味料を加えることで、甘味と酸味を増すことによって、果汁の味に近づけるようにしているのです。

さらに、香料を加えることで、香りを増すことができます。「ビタミンCはどうして使っているの？」と思う人もいるかもしれませんが、栄養強化というよりは、ビタミンCには抗酸化作用があるため、成分が酸化して、変色したり、味が変わったりするのを防いでいるのです。

酸味料は、アジピン酸、クエン酸、乳酸、リンゴ酸、コハク酸、酒石酸、リン酸など25品目程度あります。最も多く使われているのは乳酸で、そのほか、クエン酸やリンゴ酸もよく使われています。酸味料はほとんどがもともと果実や野菜などに含まれている成分であり、毒性の強いものは見当たりません。

ただし、**酸味料の組み合わせや添加量によっては、胃の粘膜を刺激するという問題が出てきます**。ちなみに、酸味料には添加量の制限がありません。また、どれをいくつ使っても、「酸味料」という一括名しか表示されません。この製品のように酸味料を添加すると、果汁１００％のジュースに比べると、どうしても水っぽい、不自然な味になってしまいがちです。また、後味が多少悪く感じられます。なお、香料は、穏やかなにおいのものが使われていて、栓を開けても、刺激的なにおいは漂ってきません。

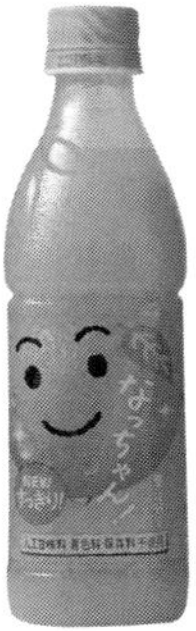

★食品原料 果実（オレンジ、マンダリンオレンジ）、糖類（果糖ぶどう糖液糖、砂糖）

★添加物 酸味料、香料、ビタミンC

★栄養成分（100㎖あたり）
エネルギー44㎉、たんぱく質0g、脂質0g、炭水化物10.7g、食塩相当量0.05g

午後の紅茶 ストレートティー

◉キリンビバレッジ

そこまで過激な香料ではない

「「午後の紅茶」を飲んでいる」という人は多いでしょう。コンビニに行くと、「午後の紅茶」シリーズがずらっと並んでいて、ほかのメーカーの紅茶飲料はほとんど見つけられない状況です。それだけ人気があって、多くの人に飲まれているということだと思います。「午後の紅茶」には、「ストレートティー」のほかに「ミルクティー」、「レモンティー」、「おいしい無糖」などがありますが、いずれの製品にも香料が添加されています。

できれば紅茶のもつ香りだけにしてもらいたいものですが、それだけでは売れないとメーカーは考えているようです。ただし、刺激性の強いにおいではなく、紅茶のにおいに近い、比較的穏やかなにおいです。ですから、このにおいで気分が悪くなるというようなことはないでしょう。

ビタミンCは、酸化防止の目的で使われていると考えられます。紅茶の場合、成分が酸化すると、変色したり、香りが悪くなったり、味が悪くなったりします。それらをビタミンCの抗酸化作用によって、防いでいるのです。ですから本来なら、「酸化防止剤（ビタミンC）」と表示すべきなのですが、印象が悪くなるので、「ビタミンC」とだけ表示しているのです。栄養強化という名目でビタミンCを添加した場合、この表示でも許されるからです。

ちなみに、「午後の紅茶」の「レモンティー」の原材料は、「砂糖類（果糖ぶどう糖液糖、砂糖）、紅茶、レモン果汁／酸味料、香料、ビタミンC」、「ミルクティー」は、「牛乳、砂糖、紅茶、全粉乳、脱脂粉乳、デキストリン、食塩／乳化剤、香料、ビタミンC」、「おいしい無糖」は、「紅茶／香料、ビタミンC」です。

★食品原料 砂糖類（果糖ぶどう糖液糖、砂糖）、紅茶

★添加物 ビタミンC、香料

★栄養成分（100mℓあたり）
エネルギー16kcal、たんぱく質0g、脂質0g、炭水化物4g、食塩相当量0.015g

雪印コーヒー

●雪印メグミルク

どのカラメル色素なのか教えてほしい

「[雪印コーヒー]」を飲んだことがある」という人は多いと思います。私も子どもの頃よく飲んでいました。ちなみに、箱には「Since 1963」と表示されています。それだけ長い間多くの人に飲まれているということです。しかし、気になる点があります。カラメル色素が添加されていることです。ここでカラメル色素について詳しく見てみましょう。カラメル色素には次の4種類があります。

カラメルⅠ…デンプン分解物、糖蜜、または炭水化物を熱処理してえられたもの、あるいは酸もしくはアルカリを加えて熱処理してえられたもの。

カラメルⅡ…デンプン分解物、糖蜜、または炭水化物に、亜硫酸化合物を加えて、または酸もしくはアルカリをさらに加えて、熱処理してえられたもの。

カラメルⅢ…デンプン分解物、糖蜜、または炭水化物に、アンモニウム化合物を加えて、または酸もしくはアルカリを加えて、熱処理してえられたもの。

コーヒー飲料

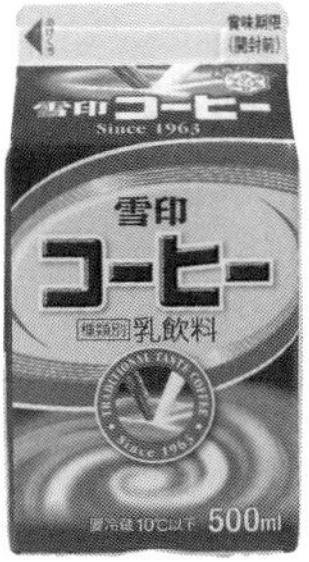

★食品原料 砂糖・異性化液糖、乳製品、乳、コーヒー、ココナッツオイル、食塩

★添加物 香料、カラメル色素

★栄養成分（コップ1杯200㎖あたり）エネルギー93㎉、たんぱく質2.3g、脂質1.7g、炭水化物17.1g、ナトリウム0.094g（食塩相当量0.24g）

カラメルⅣ…デンプン分解物、糖蜜、または炭水化物に、亜硫酸化合物およびアンモニウム化合物を加えて、または酸もしくはアルカリを加えて、熱処理してえられたもの。

カラメルⅢとⅣは、原料にアンモニウム化合物が含まれるため、それが熱処理によって、発がん性のある4－メチルイミダゾールに変化してしまいます。一方、カラメルⅠとⅡには、4－メチルイミダゾールは含まれず、それほど問題はありません。しかし、Ⅰ～Ⅳのどれが使われていても、「カラメル色素」としか表示されないため、消費者にはどれが使われているのか分かりません。各メーカーには、Ⅰ～Ⅳのどれを使っているのか、きちんと表示してもらいたいものです。

△ ドトール カフェ・オ・レ

◉アサヒ飲料

一括名表示の不明瞭さがここにも

「ペットボトル入りなので、何回かに分けて飲んでいる」という人もいるでしょう。まさにその「何回」も飲めるのが、ペットボトル入りカフェオレの特徴でしょう。

添加物の乳化剤についてはすでに述べましたが、ここで詳しく見てみましょう。

乳化剤は、水と油など混じりにくい液体を混じりやすくするためのもので、グリセリン脂肪酸エステル、ショ糖脂肪酸エステル、ソルビタン脂肪酸エステル、ステアロイル乳酸カルシウム、ステアロイル乳酸ナトリウム、ヒマワリレシチン、オクテニルコハク酸デンプンナトリウム、プロピレングリコール脂肪酸エステル、クエン酸三エチル、ポリソルベート20、ポリソルベート60、ポリソルベート65、ポリソルベート80があります。

前の6品目はもともと食品に含まれている、またはそれに近い成分なので、安全性にほとんど問題はありません。しかし、**オクテニルコハク酸デンプンナトリウム、クエン酸三エチル、プロピレングリコール脂肪酸エステルは安全性が十分に確認されていると**

コーヒー飲料

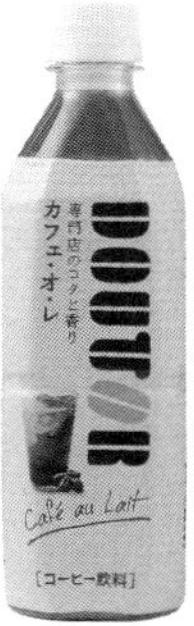

★食品原料 牛乳、砂糖、コーヒー、脱脂粉乳、全粉乳、デキストリン

★添加物 乳化剤、セルロース、香料

★アレルギー表示 乳

★栄養成分（100mℓあたり）
エネルギー37kcal、たんぱく質0.8g、脂質0.6g、炭水化物7.1g、食塩相当量0.1g

はいえません。また、残りの4品目については、安全性に問題があります。とくにポリソルベート60とポリソルベート80については、動物実験の結果から発がん性が疑われています。ただし、「乳化剤」という一括名しか表示されないので、どれが使われているのか分かりません。

なお、大豆や卵から得られた天然添加物のレシチンも、乳化剤として使われることがありますが、これは安全性に問題はありません。セルロースは、一般飲食物添加物（一般に食用に用いられているものから得られたもの）の一種で、サツマイモや海藻などから得られたセルロースです。安全性に問題はありません。

クラフトボス ラテ

●サントリーフーズ

同シリーズの無糖・ブラックのほうを

前出の「ドトール カフェ・オ・レ」と同様にペットボトル入りのコーヒー飲料で、乳化剤と香料が使われているほかにカゼインNaが使われています。

カゼインNaは、牛乳に含まれるタンパク質の一種のカゼインに、Na（ナトリウム）を結合させたものです。水と油を混じりやすくする乳化作用があるため、成分が分離するのを防ぐ目的で使われています。

その由来から毒性は低いと考えられるのですが、カゼインNaを動物に5日連続で体重1kgあたり0・4〜0・5g経口投与すると、中毒を起こしてその半数が死亡しました。ただし、これはナトリウムをたくさん投与されたため、それによって中毒を起こしたと判断されています。したがって、添加物として微量使用する分には、それほど問題はないと考えられます。

デキストリンは、ぶどう糖がいくつも結合した状態のもので、工業的にはデンプンを

コーヒー飲料

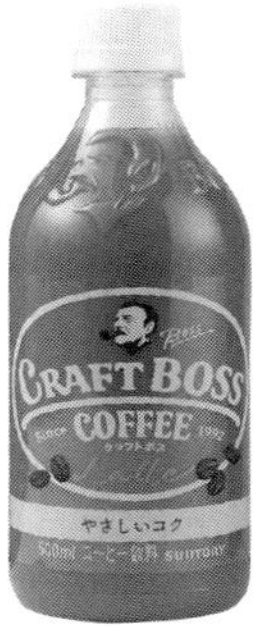

★食品原料 牛乳、砂糖、コーヒー、乳製品、デキストリン

★添加物 香料、乳化剤、カゼインNa

★栄養成分（100㎖あたり）
エネルギー30㎉、たんぱく質0〜1.5g、脂質0〜1.5g、炭水化物5.1g、食塩相当量0.13g

分解することによって生産されています。その由来から、食品に分類されており、安全性に問題はありません。

ちなみに、同じくペットボトル入りの「クラフトボス ブラック」の原材料は、「コーヒー／香料」であり、乳化剤が使われていないので、こちらのほうが安心感はあります。それでも、「香料が気になる」という人もいるかもしれませんね。そんな人には、缶入りの「ボス 無糖・ブラック」をおススメします。原材料は、「コーヒー」のみであり、香料は使われていません。

グリコ カフェオーレ

●東北グリコ乳業

添加物もグレーゾーンが揃っている

「白・黒つけないカフェオーレ」というテレビCMで知られる製品です。とんがり帽子のような独特な形をしているのが特徴です。

ただし、前出の「雪印コーヒー」（雪印メグミルク）と同様にカラメル色素が添加されています。そして、同様にカラメルⅠ～Ⅳのうちのどのカラメル色素なのかが表示されていません。消費者側の立場に立てば、どれなのか表示するのが当たり前だと思うのですが、それを実行していません。

pH調整剤は、酸度とアルカリ度を調整したり、保存性を高める目的で使われます。クエン酸、乳酸、酢酸Na、リン酸類などの酸が多く、全部で30品目程度あります。毒性の強いものは見当たりません。ただし、一括名表示が認められているため、どれがいくつ使われても「pH調整剤」としか表示されません。

また、乳化剤についても、具体名（物質名）が表示されていないため、消費者には何が使われているのか分かりません。香料も同様ですが、これはコーヒーの香りを増すために使われていると考えられます。刺激性の強い香りではありません。

なお、無脂肪牛乳とは、脂質を減らした牛乳であって、脂質が完全にゼロというわけではありません。また、乳製品とは、生乳（牛から搾ったままの乳）から作られたクリーム、脱脂乳、脱脂粉乳などのことです。

コーヒー飲料

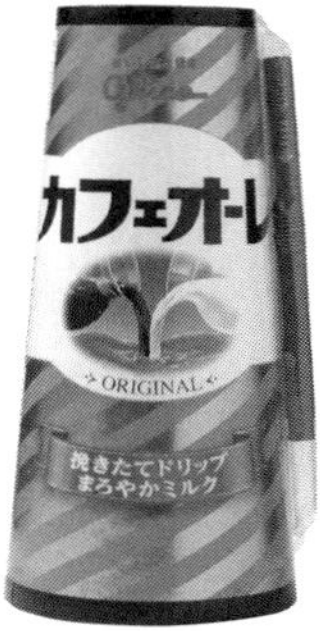

★食品原料 生乳（50%未満）、無脂肪牛乳、砂糖、乳製品、コーヒー、植物油脂

★添加物 カラメル色素、pH調整剤、乳化剤、香料

★アレルギー表示 乳成分

★栄養成分（1本180mℓあたり）
エネルギー129kcal、たんぱく質5.0g、脂質2.4g、炭水化物21.9g、食塩相当量0.29g

ポカリスエット

◉大塚製薬

私たちはその効能を過信しているかもしれない

「お風呂やスポーツの後に飲んでいる」と人も多いでしょう。発汗により失われた水分や電解質（イオン）をスムーズに補給するという［ポカリスエット］。水に塩化K（カリウム）や乳酸Ca（カルシウム）、塩化Mg（マグネシウム）などのミネラルを含む添加物を溶かしたものです。これらは安全性に問題はありません。さらに、糖類や食塩（塩化ナトリウム）、酸味料、香料などを加えています。

酸味料と香料については、具体名が表示されていないため、何が使われているか分かりません。なお、調味料（アミノ酸）については、昆布に含まれるうまみ成分のL－グルタミン酸Na（ナトリウム）であると考えられます。

ナトリウム、カリウム、カルシウム、マグネシウムの四つのミネラルが水に溶けてイオン化しているため、汗をかくことで失われた水分とミネラルを素早く吸収できるのです。そのため「おいしい」と感じるようです。しかし、含まれるミネラルの量は意外に少ないのです。

カルシウムの1日所要量は成人で600mgですが、1本（500mℓ）に含まれるカルシウムは10mgにすぎません。ですから、**1本飲んでもカルシウムの補給にはほとんど役にたちません**。また、マグネシウムの所要量は1日に約300mgですが、1本に含まれるマグネシウムは3mgにすぎません。カリウムについては、日本人は通常の食品から十分に摂取しているので、あえてスポーツドリンクで摂取する必要はありません。ナトリウムは、日本人は摂りすぎの傾向にあるので、これもあえて摂る必要はありません。なお、1本に約30gの糖類を含んでいるので、水代わりに飲むのはよくないでしょう。

◎ スポーツドリンク

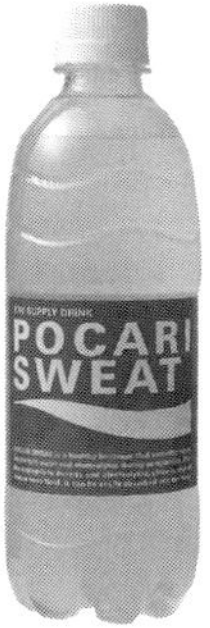

★食品原料 砂糖、果糖ぶどう糖液糖、果汁、食塩

★添加物 酸味料、香料、塩化K、乳酸Ca、調味料（アミノ酸）、塩化Mg、酸化防止剤（ビタミンC）

★栄養成分（100mℓあたり）
エネルギー25kcal、たんぱく質0g、脂質0g、炭水化物6.2g、ナトリウム0.049g（食塩相当量0.12g）

レッドブル・エナジードリンク

●レッドブル・ジャパン

広告のイメージと実態には差がある

だいぶ以前から盛んにテレビCMが流されている製品で、CMのキャッチコピーは、「レッドブル 翼をさずける」です。どうやら翼を付けて空を飛べるような感じになるほど、元気が出るという意味のようです。缶には「アルギニン配合」「パフォーマンスを発揮したい時のために開発されました」とあります。意味不明ですが、何かをしたい時に飲むと、アルギニンの働きで元気が出て、うまくいくことを暗示しているようです。医薬部外品でも、トクホでも機能性表示食品でもないため、効果や機能を表示することができないので、あいまいな表現になっているのです。

アルギニンは、アミノ酸の一種で、生体中のたんぱく質の構成要素であり、尿素生成の回路として知られる尿素サイクルの重要な一要素です。また、精子の形成に必要ともされています。国立研究開発法人の医薬基盤・健康・栄養研究所が公表している『「健康食品」の安全性・有効性情報』によると、勃起不全患者にL－アルギニンを1日5g

エナジードリンク

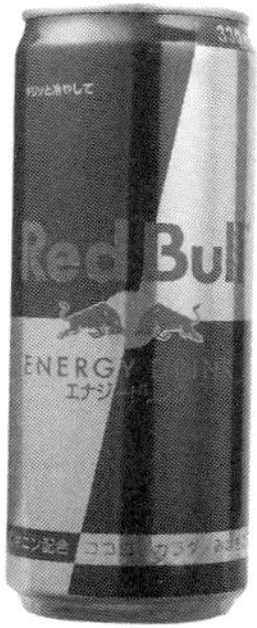

★食品原料 砂糖類(砂糖、ぶどう糖)

★添加物 酸味料、香料、L-アルギニン、着色料(カラメル)、カフェイン、ナイアシン、パントテン酸Ca、$V.B_6$、$V.B_2$、$V.B_{12}$

★栄養成分 (100mℓあたり)
エネルギー46kcal、たんぱく質0g、脂質0g、炭水化物10.8g、ナトリウム0.08g(食塩相当量0.2g)

摂取してもらったところ、性機能が自覚的に改善したという報告があるといいます。しかし、この報告では、5g以下の用量では効果がなかったとのこと。「レッドブル」1本(330mℓ)に含まれるL-アルギニンは0・4gにすぎません。これでは、効果は期待できないでしょう。そもそも日本人は通常の食事から1日平均4・5g前後のアルギニンを摂取しています。**つまり、わざわざ「レッドブル」を飲まなくても、その10倍以上のアルギニンを摂取しているのです。**なお、ほかの成分は、カフェインやビタミンの類であり、体を元気にしたり、精力を増強したりということは期待できそうもありません。カラメル色素が使われている点も気になります。

リアルゴールド

●コカ・コーラカスタマーマーケティング

素材のイメージをここぞと打ち出す戦法

缶には、「シャキッと元気!」、「ローヤルゼリー」「高麗人参エキス」「ビタミンB_2、B_6」と表示され、さらに「エナジードリンク」と書かれています。機能(働き)を示す表現はありませんが、飲むと元気が出るような印象を与えています。

しかし、実際に元気が出るかどうかは分からないようです。第1章の「即攻元気」でも述べましたが、前出の『健康食品』の安全性・有効性情報」では、**ローヤルゼリーについて、「元気が出る」「体のパワーをアップさせる」というようなことに関するような表記はありません**。

また、高麗人参について、同情報では「俗に、『疲労回復効果がある』『強心作用がある』などと言われ、認識能力の向上などに対して、一部にヒトでの有効性が示唆されている」と述べていますが、具体的な疲労回復の効果については触れられていません。なお、勃起不全患者に8週間、または12週間摂取させたところ、症状が改善したとのこと。

エナジードリンク

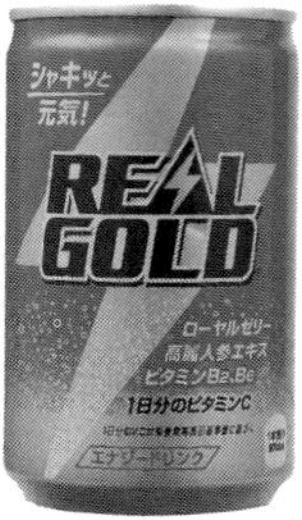

★食品原料 果糖ぶどう糖液糖、ローヤルゼリー、高麗人参エキス

★添加物 炭酸、香料、ビタミンC、クエン酸、アスパラギン酸Na、ナイアシン、グルタミン酸Na、ビタミンB_2、ビタミンB_6、ビタミンP、フェニルアラニン、イソロイシン、スレオニン

★栄養成分（100mℓあたり）
エネルギー56kcal、たんぱく質0g、脂質0g、炭水化物14g、食塩相当量0.01g

結局のところ、ローヤルゼリーや高麗人参エキスが入った飲料を時々飲んでも、実際に「シャキッと元気」になるのかは分からない、と言わざるを得ません。

ちなみに、この製品は「レッドブル・エナジードリンク」とは違って、カラメル色素は使われていません。それから、添加物が多く使われていますが、アスパラギン酸Na以降はアミノ酸やビタミンであり、栄養強化剤の一種なので、安全性に問題はありません。

また、クエン酸は、みかんやレモンなどのかんきつ類に含まれている酸であり、化学的に合成されたものが、食品添加物として使われているのです。もともと食品に含まれている酸なので、安全性については問題ありません。

△

1日分のビタミン グレープフルーツ味

●ハウスウェルネスフーズ

数多いビタミン類には問題なし

「13種類の全ビタミンでカラダの調子を整える」と、パッケージに大きく表示されています。この製品の特徴は、この言葉通り、V・CやV・E、V・B_1、ナイアシンなど13種類のビタミン類を含んでいることです。そして、それらは成人の1日所要量をほぼ満たしています。これらのビタミン類は、添加物の一種ですが、いずれも栄養強化剤であり、栄養を補給するためのものなので、安全性に問題はありません。また、乳酸カルシウムと塩化カリウムも問題はありません。

それから、酸味料は、文字通り酸味をつける目的で使われます。アジピン酸、クエン酸、乳酸など25品目程度あります。もともと食品に含まれているものが多く、毒性の強いものは見当たりませんが、何品目も一度に大量に使うと、胃や腸の粘膜を刺激することがあります。ただし、一括名表示が認められているので、どれをいくつ使っても、「酸味料」という表示しかなされません。

増粘多糖類は、植物や海藻、細菌などから抽出された粘性のある多糖類で、30品目程度あります。それほど毒性の強いものはありませんが、いくつか安全性に不安を感じるものもあります。1品目を使った場合は具体名が表示されますが、2品目以上使った場合「増粘多糖類」としか表示されません。

なお、異性化液糖とは、ぶどう糖と果糖が混じった液状の糖です。デンプンを分解してぶどう糖を作り、さらに酵素を使ってぶどう糖を甘味の強い果糖に変化させます。これを「異性化」といい、できあがった液状の糖を異性化液糖というのです。異性化液糖は、ぶどう糖果糖液糖とほぼ同じです。

◎ ゼリー飲料

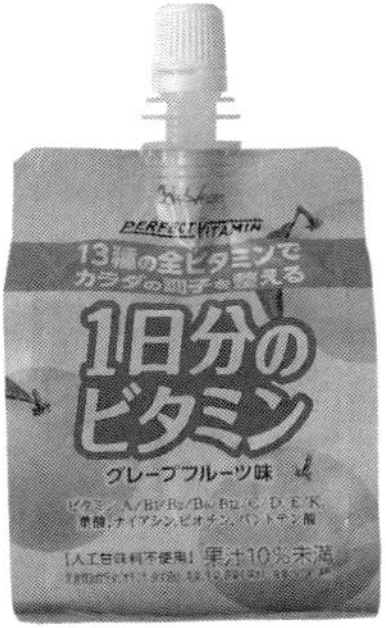

★食品原料 糖類（砂糖・異性化液糖、砂糖）、グレープフルーツ果汁

★添加物 酸味料、ゲル化剤（増粘多糖類）、乳酸カルシウム、V.C、塩化カリウム、パントテン酸Ca、ナイアシン、香料、V.E、$V.B_1$、V.A、$V.B_6$、$V.B_2$、葉酸、V.K、ビオチン、V.D、$V.B_{12}$

★栄養成分（1袋180gあたり）
エネルギー105kcal、たんぱく質0g、脂質0g、炭水化物26g、食塩相当量0.33g

明治プロビオヨーグルトR-1ドリンクタイプ

◉明治

ドリンクタイプの効能はいかほどか

赤いボトルに「強さひきだす乳酸菌」と大きく表示されています。「どういうことだろう？」と首をかしげる人もいるかもしれませんが、だいたいの人はその意味が分かっているようです。「強さ」とは、すなわち体の免疫力のこと、「ひきだす乳酸菌」とは、免疫力を高める乳酸菌という意味です。

この製品は、トクホでも機能性表示食品でもありません。そのため、働き（機能）を表示できないので、こうしたあいまいな表現になっているのです。しかし、ネット上では、「免疫力を高める」ヨーグルトとして話題になっています。

製品名の「R-1」は、ブルガリア菌の一種のラクトバチルスブルガリクスOLL1073R-1（乳酸菌1073R-1）の最後のR-1をとったものです。明治によると、この菌は、特定の多糖体を作り出すため、免疫力を高めて、風邪やインフルエンザの感染を防ぐといいます。

◎乳酸菌飲料

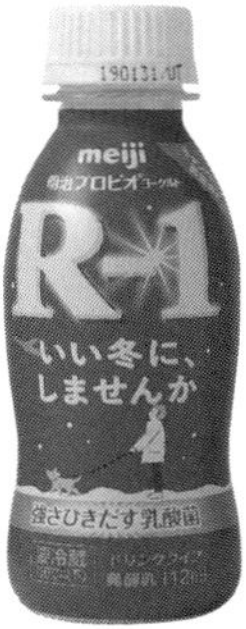

★食品原料 乳製品、ぶどう糖果糖液糖、砂糖

★添加物 安定剤（ペクチン）、甘味料（ステビア）、香料、酸味料

★アレルギー表示 乳成分

★栄養成分（1本112㎖あたり）
エネルギー76㎉、たんぱく質3.6g、脂質0.67g、炭水化物13.9g（糖類13.3g）、食塩相当量0.12g

同社では、山形県舟形町に住む健康な70〜80歳の57人と佐賀県有田町に住む健康な60歳以上の85人をそれぞれ2つの群に分け、一方の群には乳酸菌1073R−1を含むヨーグルトを1日90g、もう一方の群には牛乳を1日100㎖飲んでもらいました。期間は、舟形町では8週間、有田町では12週間です。その結果、牛乳を飲んだ群の風邪をひくリスクを1とすると、乳酸菌1073R−1入りヨーグルトを食べた群では、舟形町で0・29、有田町で0・44、平均で0・39と、ヨーグルトを食べた群のほうが明らかに低かったといいます。

ただし、この結果は、乳酸菌1073R−1を含むヨーグルトを、1日90g毎日2〜3か月間食べ続けたことによるものです。同じ乳酸菌が入った「明治プロビオヨーグルトR−1ドリンクタイプ」を時々飲んでも、同じ結果にはならないでしょう。

Newヤクルト

◉ヤクルト本社

合う人も合わない人もいる

「「ヤクルト」を毎日飲んでいる」という人も少なくないでしょう。世の中に乳酸菌飲料を知らしめたのが、「ヤクルト」と言っていいでしょう。「生きて腸で働く乳酸菌 シロタ株」と表示されているように、乳酸菌シロタ株が入っています。

乳酸菌シロタ株は、ヤクルトの創設者である代田《しろた》稔・医学博士が1930年に発見したもので、胃液や胆汁などの消化液でも死滅せず、腸まで届くといいます。正式名は、ラクトバチルス・カゼイ・シロタ株で、「シロタ」は、代田博士にちなんだものです。

乳酸菌シロタ株は、腸内環境を改善することが分かって、この製品は、トクホの許可を得ています。ボトルには、「許可表示：生きたまま腸内に到達する乳酸菌シロタ株（L・カゼイYIT9029）の働きで、良い菌を増やし悪い菌を減らして、腸内の環境を改善し、おなかの調子を整えます」とあります。

ただし、人間の腸内環境は人それぞれであり、棲みついている腸内細菌も人によって

乳酸菌飲料

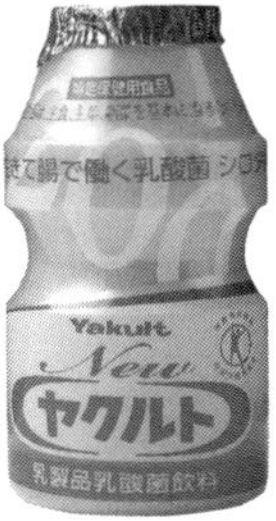

★食品原料 ぶどう糖果糖液糖、砂糖、脱脂粉乳

★添加物 香料

★アレルギー表示 乳

★栄養成分（1本65mℓあたり）
エネルギー50㎉、たんぱく質0.8g、脂質0.1g、炭水化物11.5g、食塩相当量0〜0.1g

違いがあります。したがって、**乳酸菌飲料一般にいえることですが、それを飲んですべての人が腸内環境が改善されて便秘や下痢がなくなるかどうかは分からない面があります。**自分に合った乳酸菌飲料を見つけることが大切でしょう。

それから、この製品はふたを開けると独特の甘ったるいにおいが漂ってきます。「香料」としか表示されていないので、具体的に何が使われているのか分かりませんが、このにおいが苦手な人もいるでしょう。ちなみに、1本に含まれる炭水化物（ほとんどが糖類）は11・5gであり、エネルギーは50㎉なので、毎日飲んでもそれらを摂りすぎるということにはならないでしょう。

カゴメ ラブレ 発酵豆乳ミックス

●カゴメ

効果・効能は何とも言えない

通常の乳酸菌飲料は、「ヤクルト」のように乳を乳酸菌によって発酵させたものです。つまり、動物の乳を栄養にして生きる乳酸菌を使っています。一方、「カゴメラブレ」は、「植物性乳酸菌飲料」と表示されているように、植物に生息する乳酸菌を使っているのです。

使われている乳酸菌は、漬物由来のものです。京都には、昔から独特の食べ物がいろいろありますが、その一つに「すぐき」という京漬物があります。これはカブの一種のすぐき菜を漬け込んだもので、これから発見されたのが植物性乳酸菌の「ラブレ菌」です。

漬物にはたくさんの食塩が使われますが、「ラブレ菌」は塩分や酸が多い過酷な環境下でも生き続けることができます。そこで、カゴメでは、この菌を飲み物に利用できないかと研究を開始し、できあがったのが「カゴメラブレ」なのです。

◎ 乳酸菌飲料

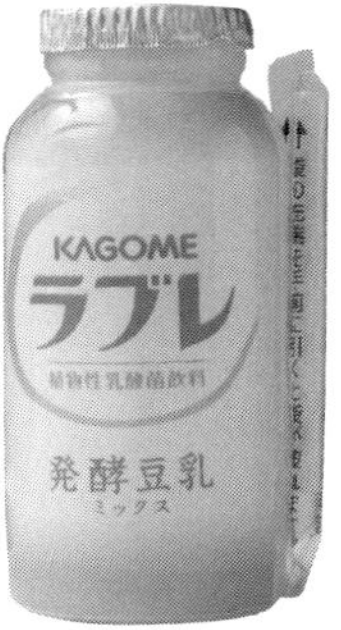

★食品原料 果糖ぶどう糖液糖、砂糖、乳製品、大豆粉末、殺菌発酵豆乳、大豆胚芽抽出物、りんご果汁

★添加物 安定剤（増粘多糖類）、酸味料、香料

★アレルギー表示 乳成分、大豆、りんご

★栄養成分（1本80mℓあたり）
エネルギー36kcal、たんぱく質0.7g、脂質0.2g、糖質8.0g（糖質7.8g、食物繊維0〜0.4g）、ナトリウム0.009g（食塩相当量0.02g）

パッケージには「植物性は生きて腸で働く」、「コレステロール乳脂肪ゼロ」などと表示されていますが、「ヤクルト」のように「腸内の環境を改善」といった機能（働き）を示すような表現はありません。

「カゴメラブレ」は、トクホでも機能性表示食品でもないため、機能を表示することができないのです。ですから、ラブレ菌が生きて腸まで達するのは間違いないようですが、腸内環境を改善するかどうかは分かりません。

なお、この製品には、増粘多糖類、酸味料、香料が使われていますが、いずれも具体名（物質名）は表示されていません。香料は刺激性の弱いものです。

アーモンド効果

◉江崎グリコ

こちらは合成甘味料不使用

年々消費者の健康志向が高まっていますが、その風潮に合わせるように、菓子メーカーもお菓子に健康にプラスになる機能を持たせた製品を開発するようになっており、この製品もそうです。第1章では飲料の「アーモンド効果 薫るカカオ」を取り上げましたが、それとの最大の違いは、こちらには合成甘味料のスクラロースやアセスルファムKが使われていないことです。

この製品1袋（40ｇ）には、ビタミンEが7・5ｇ含まれています。食物繊維は同3・7ｇ含まれ、さらにミネラルの一種の鉄が同1・2ｇ含まれます。ちなみに、鉄の1日所要量は、6～12㎎です。

鉄は、主に添加物のピロリン酸鉄に含まれているものです。ピロリン酸鉄は、栄養強化剤の一種であり、安全性に問題はないと考えられます。

なお、光沢剤は、食品にテカリを出すために添加されるものです。この製品では、粒

チョコレート

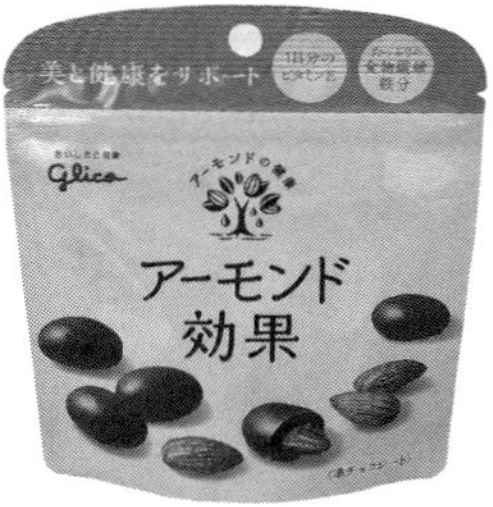

★食品原料 砂糖、アーモンド、カカオマス、植物油脂、全粉乳、アーモンドペースト、難消化性デキストリン、デキストリン

★添加物 乳化剤、光沢剤、香料、ビタミンE、ピロリン酸鉄

★アレルギー物質 乳成分、大豆

★栄養成分（1袋40gあたり）
エネルギー231kcal、たんぱく質3.9g、脂質16.7g、炭水化物18.0g（糖質14.3g、食物繊維3.7g）、食塩相当量0.01〜0.06g

チョコの表面に塗られています。光沢剤は、植物や動物から得られる油状の物質の「ロウ」がほとんどで、すべて天然添加物です。ちなみに、ロウはろうそくの原料としても使われています。ウルシロウ、コメヌカロウ、シェラック、パラフィンワックスなど10品目ほどあります。シェラックは、ラックカイガラムシという昆虫が分泌するロウ状物質で、錠剤のサプリメントなどに使われています。

毒性の強いものはそれほど見当たりませんが、**ウルシロウの場合、ウルシにかぶれる人は注意したほうがよいでしょう。**ただし、どれが使われても「光沢剤」という一括名しか表示されません。

△

乳酸菌ショコラ ミルクチョコレート

●ロッテ

腸に働くけど値段は高め

箱には「腸内環境を改善します」と大きく表示され、さらに「生きてとどく乳酸菌」とあります。つまり、腸まで生きて届く乳酸菌によって、腸内環境をよくする機能（働き）があるという意味。この製品は、機能性表示食品の一つであり、消費者庁への届出表示として「届出表示：本品には乳酸菌ブレブスＴ００１株（Lactobacillus brevis NTT001）が含まれます。乳酸菌ブレブスＴ００１株（Lactobacillus brevis NTT001）は生きて腸まで届き、腸内環境を改善することが報告されています」とあります。

また、「本品は、事業者の責任において特定の保健の目的が期待できる旨を表示するものとして、消費者庁長官に届出されたものです。ただし、特定保健用食品と異なり、消費者庁長官による個別審査を受けたものではありません」ともあります。この個別審査を受けたか、受けないかがトクホと機能性表示食品の違いなのです。

なお、届出表示の内容は、消費者庁のホームページで公開されていて、もしその内容が正しくない場合は、消費者庁は届出を取り消すなどの措置を取ることになっています。しかし、この届出表示の内容が、すべての利用者に当てはまるのか、実際にどの程度腸内環境を改善するのかは、よく分からない面があります。ちなみに、味は通常のチョコレートと変わりません。一般に機能性表示食品は、特定の機能を有するという付加価値があるため、通常の食品に比べて値段が高い傾向にあります。この製品の場合、チョコレートは小袋に入っていて、1箱の内容量は全部で56gですが、値段は278円（税込み）。同じロッテの「ガーナミルクチョコレート」（内容量50g）に比べるとかなり割高です。

チョコレート

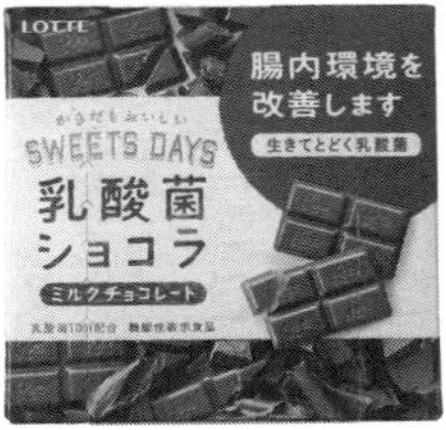

★食品原料 砂糖、全粉乳、カカオマス、ココアバター、植物油脂、乳酸菌末

★添加物 乳化剤、香料

★アレルギー表示 乳成分、大豆、ゼラチン

★栄養成分（7枚・標準28gあたり）エネルギー151kcal、たんぱく質2.1g、脂質9.2g、炭水化物15.9g（糖質14.9g、食物繊維1.0g）、食塩相当量0.04g

グリコ LIBERA（リベラ）ミルク

◉江崎グリコ

チョコを控えることが一番だが……

「脂肪や糖が気になるので、食べている」という人もいるでしょう。パッケージには、「脂肪や糖の吸収を抑える」と大きく表示されています。機能性表示食品の一種で、裏には「届出表示：本品には難消化性デキストリン（食物繊維）が含まれます。難消化性デキストリンには、同時に摂取した糖や脂肪の吸収を抑える機能があることが報告されています」と書かれています。難消化性デキストリンは、第1章で取り上げた「コカ・コーラ プラス」や「キリンメッツコーラ」にも含まれている成分です。食物繊維である難消化性デキストリンには、脂肪の吸収を抑えるほかに、糖の吸収を抑える働きもあるのです。そのため、難消化性デキストリンを含む食品で、「糖の吸収を抑える」というトクホとして許可されている製品がいくつもあります。

そこで、それをチョコレートに加えることによって、「脂肪と糖の吸収を抑える」チョコとして売り出したわけです。なお、添加物は、乳化剤、光沢剤、香料です。

チョコレート

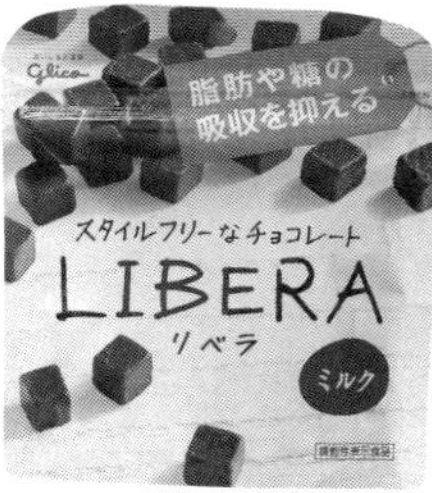

★食品原料 砂糖、カカオマス、全粉乳、難消化性デキストリン、植物油脂、ココアバター、水あめ

★添加物 乳化剤、光沢剤、香料

★アレルギー表示 一部に乳成分・大豆を含む

★栄養成分（1袋50gあたり）
エネルギー262kcal、たんぱく質3.0g、脂質17.7g、炭水化物27.7g（糖質20.2g、食物繊維7.5g）、食塩相当量0.084g

しかし、この製品は本末転倒のようにも感じられます。そもそもなぜチョコレートを食べるのか？　もちろん「おいしいから」でしょうが、カカオに含まれる脂肪やその他の栄養素、あるいはエネルギーとなる糖類を摂るという目的もあるはずです。

ところが、この製品は、これらの栄養素の吸収を自らが妨害するというものです。これはある意味自己矛盾です。脂肪や糖を摂りすぎるから肥満や高血糖になるのであって、脂肪や糖を摂りすぎないように自己コントロールすればよいのです。つまり、通常のチョコレートを食べすぎないようにすることです。「それがなかなかできないから」という意見もあるでしょうが、このような製品が次々に出回ることにも疑問を感じます。

△

たけのこの里

◉明治

必ずしも危険とは言えないが……

「［きのこの山］より、［たけのこの里］のほうが好き」という人も少なくないでしょう。どちらも明治の代表的なチョコレート菓子ですが、同社が行った「［きのこの山］［たけのこの里］国民総選挙2018」では、［たけのこの里］が勝利したとのことです。

［たけのこの里］は、焼き菓子をチョコレートで包んだものですが、この焼き菓子部分の歯触りが、なかなか良いように思います。この部分には膨張剤が使われています。

膨張剤は、一般にクッキーやビスケットなどをふっくら焼き上げるために使われています。炭酸水素ナトリウム（重曹）、炭酸水素アンモニウム、塩化アンモニウムなど40品目程度あります。

一番よく使われているのは、炭酸水素ナトリウムですが、単独よりもほかの膨張剤と組み合わせて使われることが多くなっています。毒性の強いものはそれほど見当たりませんが、例外として塩化アンモニウムの場合、ウサギに口から2gをあたえた実験で、

チョコレート

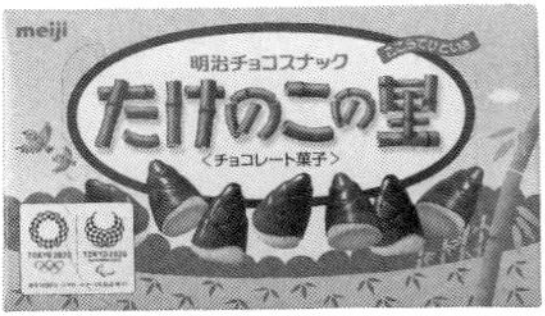

★食品原料 砂糖、小麦粉、全粉乳、カカオマス、ショートニング、鶏卵、植物油脂、ココアバター、卵白、マーガリン、アーモンドペースト、乳糖、脱脂粉乳、食塩、クリーミングパウダー、麦芽エキス

★添加物 乳化剤、膨張剤、香料

★アレルギー表示 小麦、卵、乳成分、大豆

★栄養成分（1箱70gあたり）
エネルギー391kcal、たんぱく質5.9g、脂質23.3g、炭水化物39.3g、食塩相当量0.4g

10分後に死亡していますので、毒性が強いといえます。ただし、どれが使われても「膨張剤」という一括名しか表示されません。

膨張剤が使われた食品を食べると、人によっては、口に違和感を覚えたり、胃部不快感を覚えることもあります。ちなみに、「きのこの山」の原材料は、「砂糖、小麦粉、全粉乳、カカオマス、植物油脂、全粉乳、ココアバター、乳糖、ショートニング、練乳加工品、脱脂粉乳、クリーミングパウダー、異性化液糖、麦芽エキス、イースト、食塩／乳化剤、膨張剤、香料」で、食品原料も添加物も「たけのこの里」に似ています。

△ コアラのマーチ

●ロッテ

膨張剤にはこわいものもある

「たけのこの里」や「きのこの山」と並ぶ代表的なチョコレート菓子といえるでしょう。こちらは、コアラの形をした焼き菓子の中にチョコレートが入っています。

焼き菓子を作るのに使われているのが膨張剤です。「たけのこの里」でも述べたように、40品目程度あり、毒性の強いものはほとんど見当たりませんが、例外として塩化アンモニウムは毒性が強いと言えます。

それから、この製品にはカラメル色素が使われています。これは、「たけのこの里」や「きのこの山」には使われていなかったものです。カラメル色素については、「雪印コーヒー」で詳しく述べましたが、4種類あって、そのうちのカラメルⅢとカラメルⅣには発がん性物質が含まれています。しかし、「カラメル色素」としか表示されないため、どれが使われているのか分かりません。

乳化剤は、「大豆由来」とあるので、大豆から得られたレシチンが含まれていると考えられます。
それからショートニングですが、これは、「たけのこの里」や「きのこの山」にも使われているものです。**植物油に水素を結合させて硬化油にしたものですが、トランス脂肪酸を含んでいるという問題があります。**

トランス脂肪酸は、多く摂取すると、心臓疾患のリスクを高めることが分かっています。そのため、アメリカでは厳しく規制されています。日本では、平均的にトランス脂肪酸の摂取量が少ないため、それほど問題になっていませんが、やはり摂りすぎには注意したほうがよいでしょう。

◎チョコレート

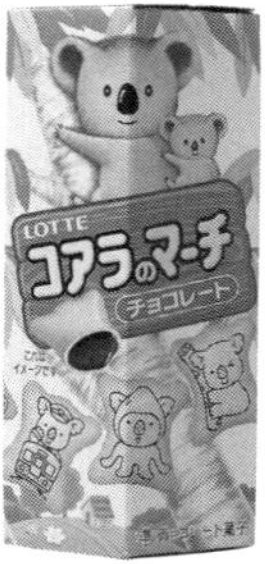

★食品原料 砂糖、小麦粉、植物油脂、カカオマス、でん粉、ショートニング、乳糖、全粉乳、全卵、ホエイパウダー、脱脂粉乳、クリームパウダー、食塩、ココアパウダー、ココアバター

★添加物 膨張剤、カラメル色素、乳化剤(大豆由来)、香料

★アレルギー表示 卵、乳成分、小麦、大豆

★栄養成分（1箱50gあたり）
エネルギー266kcal、たんぱく質2.7g、脂質14.5g、炭水化物31.3g、食塩相当量0.3g

ナビスコ オレオ バニラクリーム

●モンデリーズ・ジャパン

使用添加物は5種類

箱には、「オレオはニューヨークマンハッタン生まれ／世界100か国以上で愛されているブランド」とあります。添加物は、膨張剤や乳化剤など5種類です。膨張剤については、前の「たけのこの里」を参照してください。ここでは、酸化防止剤のV・C（ビタミンC）について、詳しく見てみましょう。

ビタミンCは、レモンやイチゴなどに多く含まれる栄養素です。化学構造が分かっていて、人工的に合成されたものが、添加物として使われています。抗酸化作用があるため、食品の成分が酸化して変質するのを防ぐ目的で使われています。

ビタミンCの化学名は、L-アスコルビン酸です。L-アスコルビン酸の急性毒性はきわめて弱く、慢性毒性も認められていません。もともと果物や野菜に広く含まれている成分なので、安全性に問題はありません。ただし、人間が1日に6gという大量を摂取すると、気分が悪くなったり、下痢をすることがあります。

なお、L-アスコルビン酸の類似物質として、L-アスコルビン酸Ca、L-アスコルビン酸Na、L-アスコルビン酸ステアリン酸エステル、L-アスコルビン酸パルミチン酸エステル、L-アスコルビン酸2-グルコシドがあります。これらもL-アスコルビン酸と同様に酸化防止剤として使われます。安全性については、5品目ともほとんど問題はないと考えられます。これら5品目のいずれを使った場合でも、「ビタミンC」という表示でよいことになっています。

なお、酸化防止剤のV・E（ビタミンE）は、食用油や小麦胚芽などに含まれている栄養素で、これも安全性に問題はありません。

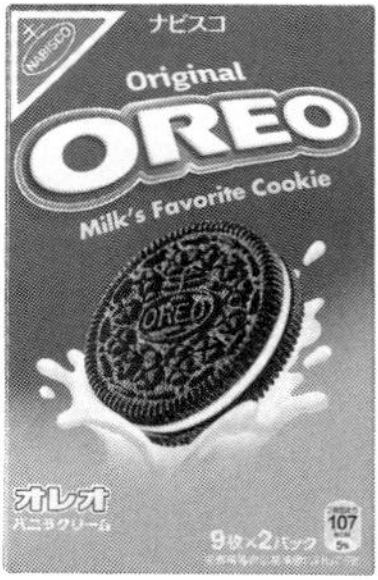

★食品原料 小麦粉、砂糖、植物油脂、乳糖、ココアパウダー、コーンスターチ、カカオマス、ホエイパウダー、食塩

★添加物 膨張剤、乳化剤、香料、酸化防止剤（V.E、V.C）

★アレルギー表示 小麦、乳成分、大豆

★栄養成分（2枚・標準21.4gあたり）エネルギー107kcal、たんぱく質1.2g、脂質5g、炭水化物14.7g、ナトリウム0.073g（食塩相当量0.2g）

エッセルスーパーカップ 超バニラ

◉明治

香料をよしとするかは難しい

添加物は、香料とアナトー色素のみです。香料は、バニラの香りを出すためのもので、バニラ豆（さやを含む）から得られた天然のバニラ香料、あるいはバニリンと考えられます。バニラ豆は古くから香料として使われていますが、香りの主成分がバニリンです。バニリンは、化学的に合成されていて、添加物として使われています。

バニラ豆は高価なため、天然のバニラ香料のみが使われることは少なく、バニラ香料にバニリンを混ぜたものか、バニリンが単独で使われているようです。バニリンを飼料に混ぜて、ラットに対して1日に体重1kgあたり0・020gを18週間与えた実験では、悪影響は見られませんでした。

しかし、同様に1日に体重1kgあたり0・064gを10週間与えた実験では、成長の遅滞、心筋や肝臓、腎臓、肺、脾臓、胃に障害が認められました。また、バニリンを飼料に0・3、1・0、5・0％の割合で混ぜて、ラットに13週間与えた実験では、0・

３％群では影響はまったく見られませんでしたが、５％群では発育の遅滞、肝臓や腎臓、脾臓の肥大が見られました。

投与量が多いと、悪影響が出るようです。ちなみに、一般に香料の添加量は少なく、食品に対してほとんどが０・０１％以下とされています。

アナトー色素は、天然のものと合成のものとがあります。天然のアナトー色素は、ベニノキの種子から抽出された黄または橙色の色素です。合成のものは、ベニノキから得られたノルビキシンにカリウム（K）またはナトリウム（Na）を結合させたものです。これまでの動物実験では、天然も合成も毒性はほとんど見られていません。

◎アイスクリーム

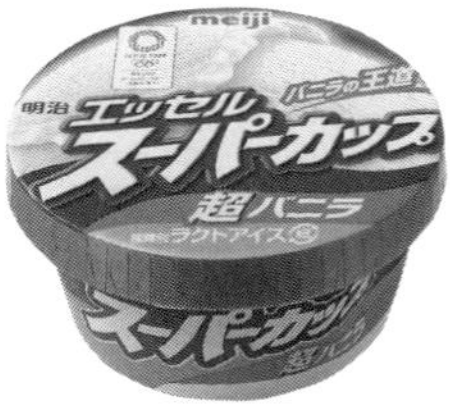

★食品原料 乳製品、植物油脂、砂糖、水あめ、卵黄、ぶどう糖果糖液糖、食塩

★添加物 香料、アナトー色素

★アレルギー表示 卵、乳成分、大豆

★栄養成分（1個200mℓあたり）
エネルギー380kcal、たんぱく質5.9g、脂質23.5g、炭水化物36.3g、食塩相当量0.23g

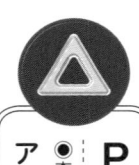

PARM（パルム）

●森永乳業

アイスクリームである条件とは？

実は前の「エッセルスーパーカップ超バニラ」は、正確に言うとアイスクリームではありません。一方、「パルム」はアイスクリームです。「どういうこと？」と不思議に思われるでしょうが、法律上はそうなのです。

アイスクリーム類は、国の乳等省令（乳及び乳製品の成分規格に関する省令）によって次の3種類に分類されています。

①　アイスクリーム＝乳固形分15％以上、うち乳脂肪分が8・0％以上含まれているもの。

②　アイスミルク＝乳固形分10・0％以上、うち乳脂肪が3・0％以上含まれているもの。

③　ラクトアイス＝乳固形分3・0％以上。

「パルム」は、無脂乳固形分7・0％、乳脂肪分8・0％なので、①の条件を満たしています。したがって、アイスクリームに分類されます。一方、「エッセルスーパーカップ超バニラ」は、無脂乳固形分9・0％、植物性脂肪分13・0％、卵黄脂肪分0・5％なので、③のラクトアイスに分類されます。アイスクリームのほうが乳成分と乳脂肪分が多いので、濃厚な味わいがあります。

なお、この製品に使われている添加物は、乳化剤、香料、増粘多糖類の3種類です。また、「準チョコレート」という言葉が気になりますが、これは簡単に言うと、カカオ分や乳固形分の少ないチョコレートのことです。

アイスクリーム

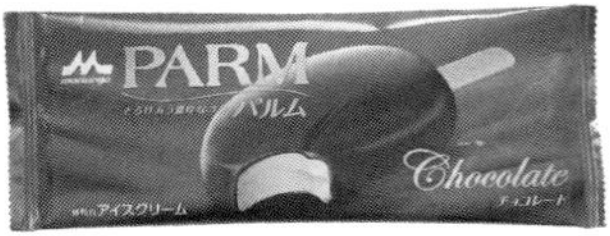

★食品原料 乳製品、準チョコレート、砂糖、水あめ、卵黄

★添加物 乳化剤、香料、安定剤（増粘多糖類）

★アレルギー表示 卵、乳成分、大豆

★栄養成分（1本90mℓあたり）
エネルギー237kcal、たんぱく質2.7g、脂質15.6g、炭水化物21.4g、食塩相当量0.08g

△

プッチンプリン

◉江崎グリコ

原料の不透明さが味にも出ている

「底のピンを折るとストンと落ちるのがいい」と感じている人もいるでしょう。それはいいのですが、プリンからはやや刺激的なにおいが漂ってきます。プリンが指につくと、指からもそのにおいが漂ってきます。かなりにおいの強い香料が使われています。

香料については「三ツ矢サイダー」で述べたように、合成が約150品目、天然が約600品目もあります。それらを香料メーカーが組み合わせて、独特のにおいのする香料を作っているのです。しかし企業秘密の厚いベールに包まれていて、香料を実際に使用している大手食品メーカーですら、中身を詳しく知らないケースが珍しくありません。

この製品も「香料」としか表示されていないため、具体的に何が使われているのか分かりません。ただし、**かなり刺激的なにおいがするので、合成の香料が使われている可能性が高いと考えられます**。香料のほかにも、カラメル色素や乳化剤など全部で7種類の添加物が使われています。添加物が多いためか、プリンの味もやや人工的な感じがし

プリン

て、食べた後に雑味が残ります。卵と乳製品だけから作られたプリンと違って、すっきりとした味わいが感じられません。

なお、カラメル色素については、カラメルⅠ～Ⅳの四種類のうちどれなのか表示されていません。カロテン色素は、植物や動物に含まれる黄、だいだい、赤を示す色素で、ニンジンカロテン、パーム油カロテン、β-カロチンなどがあります。その由来から、安全性に問題はないと考えられます。糊料の増粘多糖類は、植物や海藻、細菌などから抽出された粘性のある多糖類で、キサンタンガムやグァーガムなど30品目程度あります。詳しくは、次の「森永の焼プリン」を参照してください。

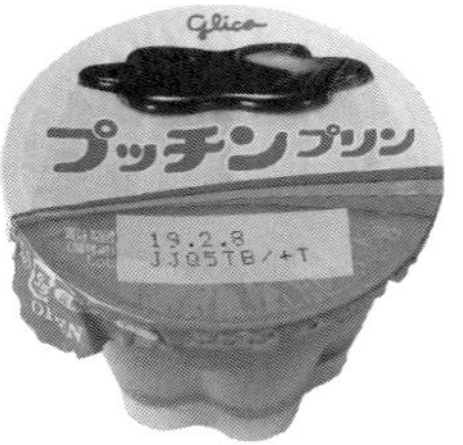

★食品原料 乳製品、砂糖、カラメルシロップ、植物油脂、生乳、ローストシュガー、コーンスターチ、卵粉、食塩、寒天

★添加物 糊料（増粘多糖類）、香料、乳化剤、酸味料、カロテン色素、カラメル色素、酸化防止剤（V.C）

★アレルギー表示 卵、乳成分

★栄養成分（1個67gあたり）
エネルギー95㎉、たんぱく質1.1g、脂質4.6g、炭水化物12.3g、食塩相当量0.10g

森永の焼プリン

◉森永乳業

味に不審な感じはあまりないが……

ロングセラーを続けているプリンです。「コンビニで見かけたことがある」という人も多いでしょう。「プッチンプリン」との最大の違いは、カラメル色素を添加していない点です。

ちなみに、**「カラメル」は使われていますが、これは単に砂糖と水を熱して作られるもので、カラメル色素とは違います。**カラメルは食品に分類されており、安全性に問題はありません。

糊料として使われている増粘多糖類は、植物や海藻、細菌などから抽出された粘性のある多糖類で、キサンタンガム、カラギーナン、グァーガムなど30品目程度あります。基本的にはぶどう糖がたくさん結合した多糖類なので、それほど毒性の強いものはありませんが、いくつか安全性に不安を感じるものもあります。1品目を使った場合は具体名が表示されますが、2品目以上使った場合は、「増粘多糖類」としか表示されないの

◎プリン

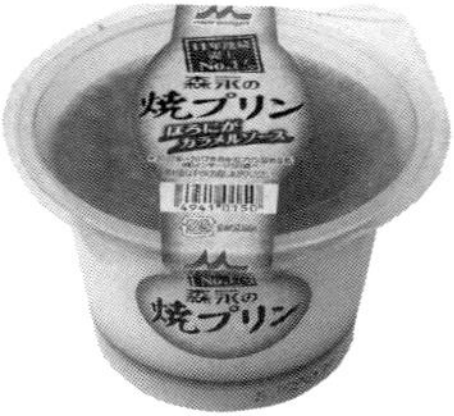

★食品原料 液卵、砂糖、乳製品、生乳、植物油脂、カラメル、粉あめ、洋酒、乳たんぱく質

★添加物 香料、糊料（増粘多糖類）、pH調整剤

★アレルギー表示 卵、乳

★栄養成分（1個140gあたり）
エネルギー187kcal、たんぱく質6.6g、脂質6.5g、炭水化物25.4g、ナトリウム0.087g（食塩相当量0.22g）

で、何が使われているのか分かりません。

pH調整剤は、酸度とアルカリ度を調整するほか、保存性を高める働きもあります。クエン酸やリン酸などの酸が多く、全部で30品目程度ありますが、毒性の強いものは見当たりません。ただし、一括名表示が認められているため、どれがいくつ使われていても「pH調整剤」としか表示されません。

この製品はプリンの中では、添加物が少ないほうなので、食感が比較的自然で、食べた後に雑味がほとんど残りません。香料も、穏やかなにおいなのでそれほど気になりません。

明治 午後のくつろぎカフェゼリー

●明治

ゼラチンを使わないゼリー

「ゼリーは、ゼラチンでできている」と思っている人が多いでしょう。しかし、実は市販のコーヒーゼリーのほとんどにはゼラチンが使われていないのです。この製品もそうです。原材料名には、どこにもゼラチンの文字はありません。

「では、どうやって固めているの？」と思う人もいるでしょう。その答えは、糊料の増粘多糖類です。増粘多糖類は、樹木の分泌液、植物の種子、海藻、細菌などから抽出した粘性のある多糖類で、全部で30品目程度あります。それほど毒性の強いものはないのですが、いくつか問題のあるものもあります。それは次のものです。

・トラガントガム　マメ科のトラガントの分泌液を乾燥してえられたもの。1・25、5％含むえさをマウスに96週間食べさせた実験で、前胃に乳頭腫、がんの発生が認められました。ただし、投与量が多いほどがんが発生するということは認められなかったため、「発がん性がある」という結論にいたりませんでした。

ゼリー

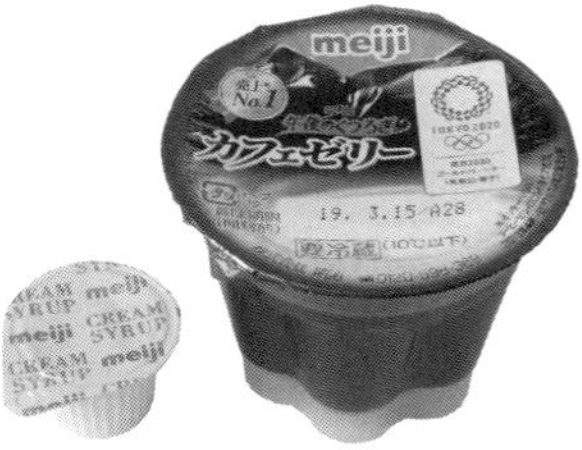

[コーヒーゼリー]

★食品原料 ぶどう糖果糖液糖、コーヒー

★添加物 ゲル化剤(増粘多糖類)、カラメル色素、香料

★栄養成分 (コーヒーゼリー1個70gあたり)
エネルギー42㎉、たんぱく質0g、脂質0g、炭水化物10.6g、食塩相当量0.028g

[添付クリームシロップ]

★食品原料 植物油脂、砂糖、乳製品

★添加物 カゼインNa、乳化剤、pH調整剤、安定剤(カラギーナン)、香料

★アレルギー物質 乳成分(添付クリームシロップ)

★栄養成分 (クリームシロップ1個4gあたり)
エネルギー7㎉、たんぱく質0.2g、脂質0.5g、炭水化物0.3g、食塩相当量0.019g

・ファーセレラン ススカケベニ科フルセラリアの全藻より抽出したもの。鶏卵1個あたり5mgを投与したところ、ヒナの目や上顎に異常が認められました。

・カラギーナン ミリン科キリンサイ属などの全藻より抽出したもの。ラットに発がん物質を投与し、カラギーナンを15%含むえさをあたえたところ、結腸腫瘍の発生頻度が高くなりました。

添付のクリームシロップには安定剤としてカラギーナンが使われているので、不安を感じます。

△

明治プロビオヨーグルトR-1

●明治

風邪予防にはリスクが必要なのか？

「風邪をひかないように食べている」という人もいるでしょう。前に取り上げた「明治プロビオヨーグルトR-1ドリンクタイプ」の姉妹品です。写真は冬用の容器で「いい冬に、しませんか」と書かれていますが、通常は「強さひきだす乳酸菌」と表示されています。

甘味料のステビアは、南米原産のキク科・ステビアの葉から抽出した甘味成分です。しかし、ＥＵ（欧州連合）委員会では、１９９９年、ステビアが体内で代謝してできる物質（ステビオール）が動物のオスの精巣に悪影響があり、繁殖毒性が認められたとの理由で、使用を認めないことを決めました。その後、もう一度安全性について検討が行われ、同委員会は、２０１１年12月から、体重１kgあたり４mg以下の摂取に抑えるという条件付きで、ステビアの使用を認めたという経緯があります。

ちなみに、この製品１個は１１２ｇです。「明治プロビオヨーグルトR-1ドリンクタイプ」で紹介した疫学調査では、被験者は、乳酸菌１０７３Ｒ－１を含むヨーグルトを１日90ｇ食べていました。ですから、この製品を８週間から12週間食べ続ければ風邪予防効果の可能性はあるでしょう。ただし、毎日食べ続けるという条件付きです。

なお、「明治プロビオヨーグルトＲ－１」の場合、いろんなタイプがありますが、合成甘味料のスクラロースが添加されているものが多いので注意してください。同シリーズの「低脂肪」、「ブルーベリー脂肪０」、「グレープフルーツ&アロエ脂肪０」には、スクラロースが使われています。

◎ヨーグルト

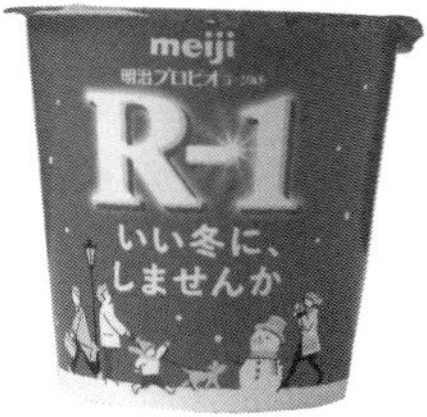

★食品原料 生乳、乳製品、砂糖

★添加物 甘味料（ステビア）

★アレルギー表示 乳成分

★栄養成分（1個112gあたり）
エネルギー89㎉、たんぱく質3.9g、脂質3.4g、炭水化物10.8g、食塩相当量0.13g

△ ダノンビオ プレーン・加糖 脂肪0

●ダノンジャパン

加工デンプンは本当に安全か？

代表的なヨーグルトで、スーパーなどには、「プレーン・加糖 脂肪ゼロ」のほかに、「完熟ストロベリー」や「旬摘みブルーベリー」など各種の製品が陳列されています。「プレーン・加糖 脂肪ゼロ」に使われている添加物は、増粘剤の加工デンプンのみです。加工デンプンは、デンプンに化学処理を施し、酸化デンプンや酢酸デンプンなどに変えたもので、全部で11品目あります。以前は単に「でん粉」「澱粉」「デンプン」などと表示され、食品として扱われていました。しかし、本来は添加物として扱われるべきものであって、厚生労働省は2008年10月、食品添加物として扱うことを都道府県に通知しました。そのため、添加物の「加工でん粉」「加工デンプン」などと表示されるようになったのです。

内閣府の食品安全委員会は、「添加物として適切に使用される場合、安全性に懸念がないと考えられる」と判断しています。デンプンを基に作っているので、「安全性は高

ヨーグルト

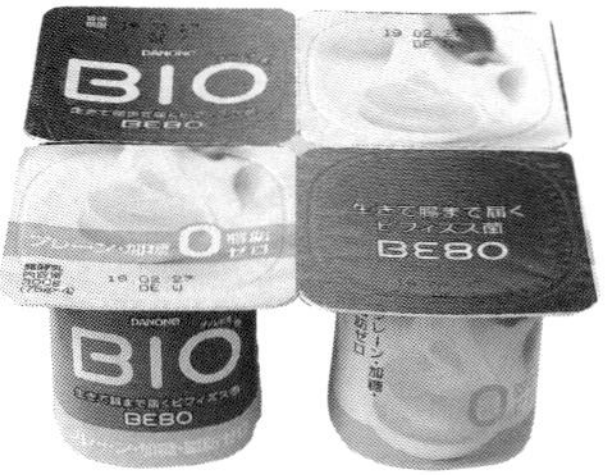

★食品原料 乳製品、糖類（砂糖、乳糖）、乳たんぱく、ゼラチン

★添加物 増粘剤（加工でんぷん）

★アレルギー表示「乳、ゼラチン」の成分を含んだ原材料を使用しています

★栄養成分（1カップ75gあたり）
エネルギー47㎉、たんぱく質3.2g、脂質0g、炭水化物8.4g、食塩相当量0.1g

い」と判断しているようです。しかし、**発がん性や生殖毒性に関して試験データのない品目もあるので、安全性が十分に確認されているとはいえない状況です。**

ちなみに、「完熟ストロベリー」の原材料は、「生乳、乳製品、ストロベリー果肉、糖類（砂糖、転化糖）、ゼラチン、野菜汁・果汁混合物／増粘剤（加工でんぷん、増粘多糖類）、香料、酸味料」です。増粘剤以降が添加物ですが、増粘多糖類や香料などは、ほかの飲み物やお菓子にもよく使われているものです。転化糖とは、砂糖（ショ糖）を酵素または酸によって分解して、果糖とぶどう糖にしたものです。また「旬摘みブルーベリー」は、「生乳、乳製品、ブルーベリー果肉、砂糖、ゼラチン／増粘剤（加工でんぷん、増粘多糖類）、香料、酸味料」です。

△

じゃがりこ サラダ

●カルビー

乳化剤の中身に問題なし

「食べ始めると止まらない」という人も少なくないでしょう。食感と味付けが絶妙で、それでついつい続けて食べてしまうのだと思います。

添加物は、乳化剤や調味料（アミノ酸等）など全部で4種類です。カルビーに問い合わせると、「乳化剤は、ショ糖脂肪酸エステル、グリセリン脂肪酸エステル、大豆のレシチンを使っています」とのことでした。これらはいずれも安全性に問題はありません。

ちなみに、乳化剤は「乳等を主要原料とする食品」に使われているものが表示されている可能性があります。乳等を主要原料とする食品は、乳脂肪に乳化剤や安定剤を加えたもの、あるいは乳脂肪の一部または全部を植物性脂肪に置き換えたものです。乳化剤や安定剤が最終食品、すなわち「じゃがりこ」に残留して効果を発揮する場合、添加物名を表示しなければならないのです。

この製品は、じゃがいもを加工したものを植物油で揚げていますが、どうしても油が酸化して、有害な過酸化脂質ができてしまいます。それを防ぐために、酸化防止剤のV・C（ビタミンC）が添加されています。安全性に問題はありません。

なお、じゃがいもと乾燥じゃがいもは、「遺伝子組み換えでない」と表示されていますが、アメリカでは遺伝子組み換えによって害虫に食われにくいじゃがいもが栽培されています。**組み換えかどうかは分かりませんが、日本にもじゃがいもが輸入されています**。そこで、遺伝子組み換えでないものを原料にしていることを強調しているのです。遺伝子組み換えじゃがいもの栽培はアメリカでもまだ少ないので、信用してよいでしょう。

スナック菓子

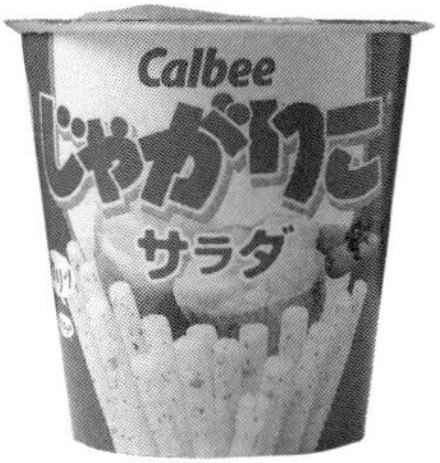

★食品原料 じゃがいも（遺伝子組換えでない）、植物油、乾燥じゃがいも（遺伝子組換えでない）、脱脂粉乳、粉末植物油脂、乳等を主要原料とする食品、食塩、乾燥にんじん、パセリ、こしょう

★添加物 乳化剤（大豆を含む）、調味料（アミノ酸等）、香料、酸化防止剤（V.C）

★アレルギー表示 乳成分、大豆

★栄養成分（1カップ60gあたり）
エネルギー299㎉、たんぱく質4.3g、脂質14.4g、炭水化物38.1g、食塩相当量0.8g

△

ポテトチップス のりしお

●カルビー

うま味成分が苦手な人もいる？

「カルビーのポテトチップスが好き」という人もいれば、「いや、湖池屋のほうがおいしい」という人もいるでしょう。カルビーと湖池屋は、ポテトチップス市場の覇権を争ってきましたが、最近はカルビーが優勢のようです。スーパーやコンビニには、カルビーの各種ポテトチップスがズラッと陳列されています。一方、湖池屋の製品は少ない状況になっています。ポテトチップスは意外に添加物が少なく、この製品の場合、調味料（アミノ酸等）のみです。

調味料（アミノ酸等）はL‐グルタミン酸Naをメインとしたものですが、それを大量に摂取すると、人によっては過敏症を起こすことがあります。それが分かったのは、1968年、アメリカのボストン近郊においてでした。当時、その地にあった中華料理店で食事をしていた人たちが、急に顔面や首、腕にかけての灼熱感やしびれ感、さらに動悸やめまい、全身のだるさなどを訴えたのです。**原因が追究され、その店のワンタン**

スナック菓子

スープに多量に入っていたL-グルタミン酸Naによるものではないかとされました。

そして、人間に対する臨床試験が行われ、空腹時に多量のL-グルタミン酸Naを摂った場合、15~25分後に一部の人で、灼熱感や顔面圧迫感、胸痛などが起こることが分かったのです。なお、この症状は、中華料理店症候群と名付けられました。

L-グルタミン酸Naはもともと昆布に含まれますが、それは微量なので、小腸で消費されます。しかし加工食品に大量に添加されていると、小腸では消費しきれずに血液中に入り、顔や腕に灼熱感などを起こすと考えられます。成分量は不明ですが、おそらく本製品を食べてすぐにその症状が出るというようなものではないと考えられます。

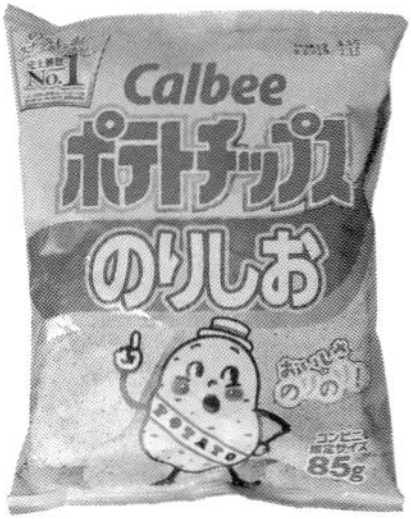

★食品原料 じゃがいも(遺伝子組換えでない)、パーム油、米油、食塩、青のり、唐辛子、ごま油

★添加物 調味料(アミノ酸等)

★アレルギー表示 ごま

★栄養成分(1袋85gあたり)
エネルギー474kcal、たんぱく質4.5g、脂質30.4g、炭水化物45.7g、食塩相当量1.1g

チップスター うすしお味

●ヤマザキビスケット

一気に食べるのはやめたほうがいいかも

「チップスター」は、じゃがいもをフレーク（小さな破片）状にしたものに調味料などを加えて、形を整えて油で揚げています。ですから、同じ形のものになっているのです。乳化剤は水と油を混じりやすくするためのものです（「ドトール カフェ・オ・レ」参照）。調味料（アミノ酸）は、前述のようにL-グルタミン酸Na（ナトリウム）をメインとしたもの。L-グルタミン酸Naは、もともとは昆布に含まれるうま味成分で、現在はサトウキビなどを原料に発酵法で製造されています。動物実験では毒性はほとんど見られていませんが、人間が一度に大量に摂取すると、腕や顔に灼熱感を覚えたり、動悸を感じたりすることがあります。

「チップスター」には、ほかに「のりしお」や「コンソメ」などがあります。「のりしお」の原材料は、「ポテトフレーク、植物油脂、青のり、食塩/乳化剤、調味料（アミノ酸）」で、青のり以外は、食品原料も添加物も「うすしお味」と同じです。一方、「コ

スナック菓子

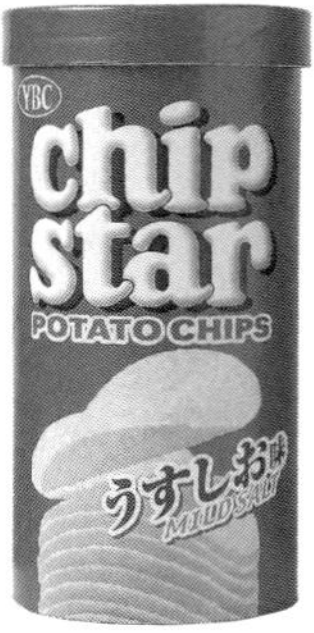

★食品原料 ポテトフレーク、植物油脂、食塩

★添加物 乳化剤、調味料（アミノ酸）

★栄養成分（1パック50gあたり）
エネルギー266kcal、たんぱく質3.2g、脂質15.5g、炭水化物28.5g、食塩相当量0.5g

ンソメ」の添加物は、「調味料（アミノ酸等）、乳化剤、パプリカ色素、加工デンプン、香料、酸味料、甘味料（カンゾウ）、香辛料抽出物」。甘味料のカンゾウは、マメ科の甘草の根茎から抽出された甘味成分です。人間に甘草を投与した試験では、問題はありませんでした。また、マウスやラットに投与した実験でも、毒性は認められませんでした。

甘草は漢方薬として広く使われていることから、安全性に問題はないと考えられます。

パプリカ色素は、トウガラシから抽出された赤い色素で、安全性に問題はありません。

森永ラムネ

●森永製菓

今も昔も定番商品

ラムネは駄菓子の代表格で、昔は駄菓子屋さんで数種類のラムネ製品が売られていました。今は街中から駄菓子屋さんの姿は消え失せましたが、スーパーの一角の駄菓子コーナーで、各種のラムネが売られています。「森永ラムネ」は、もっともポピュラーなものと言えるでしょう。青いプラスチックボトルには、「ぶどう糖90%」と表示されています。ぶどう糖をメインに、タピオカから得られたでん粉やミルクから得られたカルシウムなどを加え、添加物の酸味料、乳化剤、香料を加えて固めたものです。

なお、タピオカでん粉は、南米原産のキャッサバの根茎から得られたデンプンです。キャッサバは、根茎にデンプンを豊富に含んでいるため、世界各地で栽培されており、食用に利用されています。したがって、その由来から安全性に問題はありません。

酸味料は、文字通り酸味をつける目的で使われます。アジピン酸、クエン酸、乳酸など25品目程度あります。もともと食品に含まれているものが多く、毒性の強いものは見

駄菓子

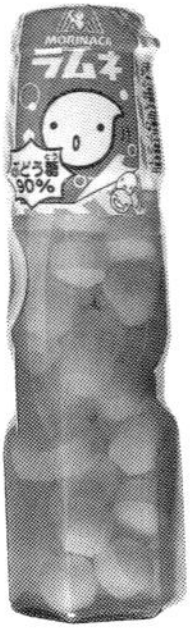

★食品原料 ぶどう糖、タピオカでん粉、ミルクカルシウム

★添加物 酸味料、乳化剤、香料

★アレルギー表示 乳、ゼラチン

★栄養成分（1本29gあたり）
エネルギー108kcal、たんぱく質0g、脂質0.3g、炭水化物26.2g、食塩相当量0g

当たりませんが、一度に何品目も大量に使うと、胃や腸の粘膜を刺激することがあります。一括名表示が認められているので、どれをいくつ使っても、「酸味料」という表示しかされません。

乳化剤は、脂肪分と水とが均一に混じるようにする目的で添加されています。ショ糖脂肪酸エステルやグリセリン脂肪酸エステルなど全部で13品目ありますが、このうち6品目はもともと食品に含まれていたり、食品成分に近いものなので、安全性に問題はありません。しかし、そのほかは不安な面があります。なお、森永製菓からは大人用の大粒の「ラムネ」が売り出されていますが、原材料は同じです。

△ 海苔巻せんべい

●亀田製菓

多くのせんべいに使われるカラメル色素

「スナック菓子よりせんべいのほうが好き」という人もいるでしょう。この製品には、加工でん粉やソルビトールなど6種類の添加物が使われています。加工でん粉については、「ダノンビオ 脂肪0 プレーン・加糖」を参照してください。

ソルビトール（ソルビット）は、糖アルコールの一種で、もともとは果実や海藻などに含まれています。工業的にはぶどう糖やデンプンから作られています。その由来や動物実験の結果から、安全性は高いと考えられます。ただし、人間が1日に50g以上摂取すると、下痢を起こすことがあります。

なお、はっ酵調味液は、野菜や米などを原料として、それを酵母や乳酸菌で発酵させたもので、うま味を増す目的で使われます。食品に分類されています。きちんと製造されたものであれば、問題ないと考えられます。

また、たん白加水分解物は、大豆や肉などのタンパク質を分解したもので、調味料と

せんべい

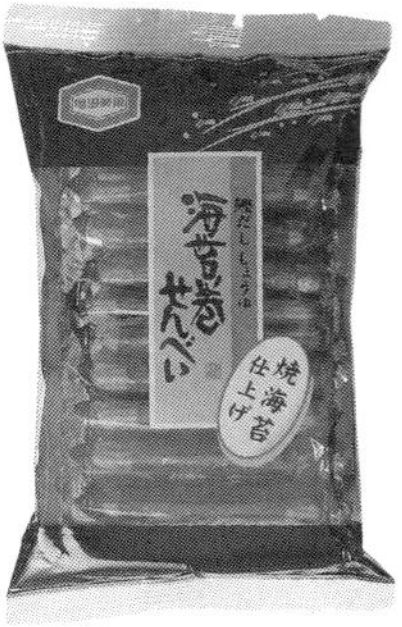

★食品原料 米（うるち米（米国産）、もち米（タイ産））、しょうゆ（小麦・大豆を含む）、砂糖、海苔、はっ酵調味液、デキストリン、食塩、魚介エキスパウダー（さばを含む）、たんぱく加水分解物（大豆を含む）

★添加物 加工でん粉、ソルビトール、調味料（アミノ酸等）、カラメル色素、乳化剤、酸味料

★アレルギー表示 小麦、さば、大豆

★栄養成分（1個包装あたり）
エネルギー20㎉、たんぱく質0.4g、脂質0.1g、炭水化物4.3g、食塩相当量0.12g

して様々な食品に使われています。ふだん食されているタンパク質を分解したものということから、添加物ではなく、食品に分類されています。

せんべいには、調味料（アミノ酸等）とカラメル色素が使われていることが多く、この製品もそうです。カラメル色素は、4種類のうちのどれなのか表示されていないので、不安要素になっています。**一般にせんべいは食塩が多く、そこに添加物がいくつも加わっている場合、食べすぎると胃が荒れることがあるので注意してください。**ちなみに、越後製菓の「厚焼胡麻」にも、調味料（アミノ酸等）とカラメル色素が使われています。金吾堂製菓の「厚焼ごま」は、添加物は調味料（アミノ酸等）のみです。

△

NOTIME《ノータイム》 歯みがきガム

●ロッテ

合成甘味料がない点はいい

市販されているほとんどのガムには、合成甘味料のアスパルテームやアセスルファムKが添加されており、添加されていない製品を探すのはとても難しい状況です。そんな中で、この製品はそれらが添加されていない珍しいガムです。

パラチノースは、はちみつやサトウキビに少量含まれる甘味成分で、砂糖から作られていて、食品に分類されています。虫歯菌は、パラチノースを栄養源としないため、虫歯になりにくいとされています。また、還元パラチノースは、パラチノースに水素を結合させたものです。どちらも、食品に分類されています。ただし、この製品にも多くの添加物が使われています。まずガムベースですが、具体名（物質名）が表示されていません。甘味料のキシリトールは、もともとはイチゴやプラムなどに含まれる糖アルコール。植物に含まれるキシロースを原料として作られており、安全性に問題はないと考えられます。虫歯を防ぐ甘味料ということでよくガムに使われています。

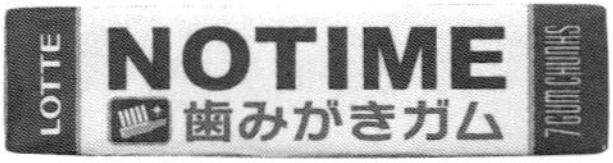

★食品原料 パラチノース、還元パラチノース、還元麦芽糖水あめ、ウーロン茶抽出物

★添加物 ガムベース、甘味料（キシリトール）、炭酸Ca、香料、軟化剤、乳酸Ca、増粘剤（アラビアガム）、着色料（銅葉緑素、クチナシ）、ビタミンP

★アレルギー表示 ゼラチン

★栄養成分（1パック7個あたり）
エネルギー69kcal、たんぱく質0g、脂質0g、炭水化物21.1g、食塩相当量0.005g

軟化剤（チューインガム軟化剤）は、グリセリン、ソルビトール、プロピレングリコールの3品目があります。グリセリンとソルビトールは安全性に問題はありませんが、プロピレングリコールは自然界に存在しない物質であり、安全とは言えない面があります。

アラビアガムは、アラビアゴムノキまたは同じ種類の植物の分泌液を乾燥させた粘性のある多糖類です。**急性毒性はきわめて弱いのですが、人間がアラビアガムを吸引して、喘息や鼻炎を起こしたという報告があります。**着色料の銅葉緑素は、植物に含まれる葉緑素に銅、あるいはさらにナトリウムを結合させたもので、安全性に問題はないと考えられます。着色料のクチナシは、第1章の「トマトとコラーゲン」を参照してください。

龍角散ののどすっきり飴

◉龍角散

ほぼ無色の飴だが、着色料を添加している

パッケージには、「19種類のハーブエキス配合」、「カミツレ、カリンを主成分とした龍角散のハーブパウダー配合」と表示されています。さらに裏側には、「のどを使い過ぎた時」「のどの乾燥を感じた時」「たばこを吸い過ぎた時」「気分をリフレッシュしたい時」とも書かれています。

のどを使いすぎたり、乾燥して荒れた時にこのあめを舐めると、改善されるということを示唆しています。しかし、この製品は医薬品や医薬部外品でも、また機能性表示食品やトクホでもありません。ただの食品です。

したがって、のど荒れをどの程度改善するのかは、分かりません。単に「のどによい」と一般に言われているカリンなどを成分として含んでいるのに過ぎないのです。ですから、過度の期待はしないほうがよいでしょう。

添加物は、4種類使われています。着色料の葉緑素は、クロロフィルかクロロフィリ

あめ

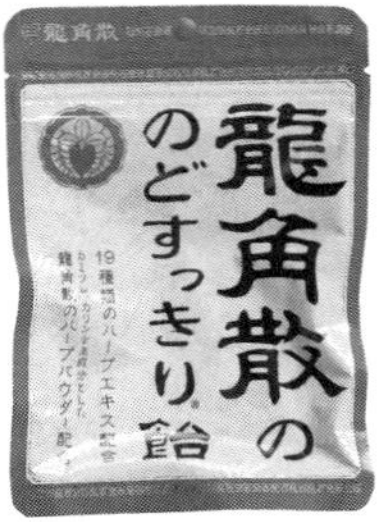

★**食品原料** 砂糖、水飴、ハーブパウダー、ハーブエキス

★**添加物** 香料、着色料（カラメル、葉緑素）、酸味料

★**栄養成分**（1袋88gあたり）
エネルギー342kcal、たんぱく質0g、脂質0g、炭水化物85.6g、食塩相当量0g

ンのいずれかです。クロロフィルは、植物の葉から抽出された緑色の成分で、主成分はクロロフィル（葉緑素）です。その由来から、安全性に問題はないと考えられます。

また、クロロフィリンは、クロロフィルを分解し、抽出して得られた緑色の成分です。主成分は、マグネシウムクロロフィリン。これもその由来から安全性に問題はないと考えられます。

ただし、この製品には、着色料のカラメル（カラメル色素）が使われており、不安要因になっています。また、香料と酸味料も使われていますが、具体名（物質名）が表示されていません。

ピュレグミ グレープ味

●カンロ

添加物がもう少し少なければ……

第1章の「カンデミーナ スーパーベスト」でも述べたように、グミはゼラチンを加えることで、噛みごたえを持たせるようにしたものです。この製品はゼラチンに加えて、コラーゲンペプチドも入っています。

ペプチドとは、アミノ酸がいくつも結合したものです。コラーゲンを分解して作られたものがコラーゲンペプチドで、ゼラチンに似たものです。ゼラチンもコラーゲンペプチドも、食品に分類されています。

この製品には、合成甘味料は使われていません。**ただし、酸味料など6種類の添加物が使われています**。酸味料は、もともと食品に含まれているものが多く、毒性の強いものは見当たりませんが、一度に何品目も大量に使うと、胃や腸の粘膜を刺激することがあります。この製品の場合、添加物の最初に酸味料が書かれており、その量が多いようで、たくさん食べると、やや胃が刺激されます。

◎ グミ

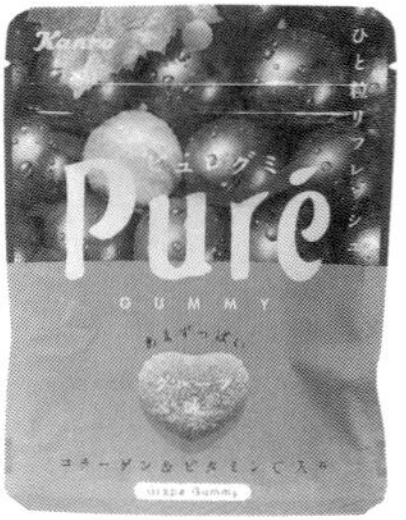

★食品原料 砂糖、水飴、ゼラチン、濃縮ぶどう果汁、コラーゲンペプチド

★添加物 酸味料、増粘剤（ペクチン）、炭酸カルシウム、香料、ビタミンC、ブドウ色素

★栄養成分（1粒3.5gあたり）
エネルギー12.0kcal、たんぱく質0.17g、脂質0g、炭水化物2.82g、食塩相当量0.009g

ただし、香料は穏やかなにおいのものが使われており、明治の「果汁グミ」とは違って、刺激性はありません。これは、「ピュレグミ レモン味」でも同様です。

なお、ペクチンは、リンゴやサトウダイコンなどから抽出された多糖類であり、動物実験ではほとんど毒性は認められていません。その由来からも安全性に問題はないと考えられます。ブドウ色素は、ぶどうの果皮から得られた紫色の色素で、これも安全性に問題はありません。炭酸カルシウムは、骨や卵殻の成分で、問題はありません。

△

豆大福 つぶあん

◉山崎製パン

5種類の添加物を使用

根強い人気のある大福。加工デンプンは、デンプンに化学処理を施し、酸化デンプンや酢酸デンプンなどに変えたもので、全部で11品目あります。内閣府の食品安全委員会は、「添加物として適切に使用される場合、安全性に懸念がないと考えられる」と判断していますが、発がん性や生殖毒性に関して試験データのない品目もあります。

ソルビット（ソルビトール）は、糖アルコールの一種で、もともとは果実や海藻などに含まれています。工業的にはぶどう糖やデンプンから作られています。その由来や動物実験の結果から、安全性は高いと考えられます。ただし、人間が1日に50g以上摂取すると、下痢を起こすことがあります。

グリシンは、アミノ酸の一種です。もともとは食べ物に含まれており、とくに魚介類に多く含まれています。しかし、鶏に口から1日に4g以上のグリシンをあたえた実験では、中毒症状を起こし、疲労や昏睡を起こし、死亡する例が見られました。また、モ

和菓子

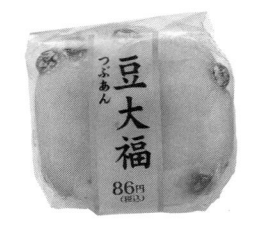

★食品原料 つぶあん、もち粉、赤えんどう煮豆、麦芽糖、砂糖、水あめ

★添加物 加工デンプン、ソルビット、グリシン、リン酸Ca、酵素

★アレルギー表示 原材料の一部に卵・小麦・大豆を含む

★栄養成分 表示なし

ルモットでも、口から大量にあたえると、呼吸筋の麻痺を起こして死亡しました。ただし、グリシンを成分としたサプリメントが売られ、問題は起こっていないようなので、人間にはほとんど害はないようです。

酵素は、特定の働きを持つたんぱく質のことです。カビや細菌の培養液から抽出されたものがほとんどで、食品の成分を分解、酸化、合成するなどの働きを持っています。酵素については、「タンパク質からなることなどから、科学的に適正に製造される限り、一般に、人に健康の確保に障害になるものではないと考えられる」(「平成7年度厚生科学研究報告書」)とのこと。リン酸Caは骨の成分でもあり、安全性は高いといえます。

〈△〉こだわりメロンパン

●木村屋總本店

想像通り、添加物は多い

「菓子パンは添加物が多い」と感じている人もいるかもしれませんね。実際そうで、この製品にも全部で10種類の添加物が使われています。パンと具材の両方に添加物が使われるので、多くなってしまうのです。

トレハロースは天然添加物の一種です。麦芽糖を酵素で処理するか、酵母などから抽出したものを酵素処理して得られます。**トレハロースはぶどう糖が二つ結合した二糖類で、キノコやエビなどにも含まれているので安全性に問題はありません。**甘味を出すとともに乾燥を防ぐ働きがあります。

着色料のクチナシは、クチナシの実から抽出された色素で、黄色素、赤色素、青色素があります。赤色素と青色素は、毒性はほとんど認められていません。しかし、黄色素の場合、ラットに体重1kgあたり0・8～5gを経口投与した実験では、下痢が見られ、また肝臓の出血と肝細胞の壊死が認められました。クチナシ黄色素に含まれるゲニポサイドという物質が腸内で変化して、毒性を発揮すると考えられています。

紅麹は、ベニコウジカビの菌体より抽出して得られた赤色の色素です。この色素を5％含むえさをラットに13週間食べさせた実験では、腎細管に壊死が認められました。つまり、腎臓に障害をもたらす可能性があるということです。ただし、添加物として微量使われた場合、人間にどのような影響をおよぼすかは不明です。

また、メタリン酸Naについては、それを0・2、2、10％添加した飼料をラットに1か月間与えた実験で、10％添加飼料群で死亡は認められませんでしたが、発育の遅滞があり、腎臓重量の増加と尿細管の炎症が認められました。

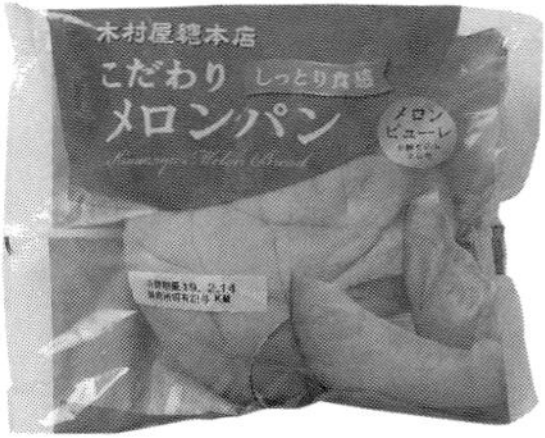

★食品原料 小麦粉、砂糖、卵、マーガリン、ショートニング、メロンピューレ（砂糖、水あめ、メロン果肉）、パン酵母、食塩、油脂加工品

★添加物 トレハロース、香料、乳化剤、ソルビトール、着色料（クチナシ、紅麹）、増粘剤（ペクチン）、甘味料（ステビア）、酸味料、メタリン酸Na

★アレルギー表示 原材料の一部に卵、小麦、乳成分、大豆を含む

★栄養成分（1個あたり）
エネルギー331㎉、たんぱく質7.5g、脂質9.1g、炭水化物54.7g、ナトリウム0.206g（食塩相当量0.52g）

△

超芳醇

●山崎製パン

イーストフードの中身が気になる

代表的な食パンの一つです。最近では、無添加の食パンが増えてきましたが、この製品には、乳化剤、イーストフード、V・Cと3種類の添加物が使われています。

イーストフードは、イースト（パン酵母）に混ぜると、それをイーストが吸収して、パンがふっくらと焼き上がるというものです。そのため、機械でパンを大量に生産することが容易になります。**「フード」という名前が付いていますが、実際には何種類もの添加物を混ぜ合わせたもので、膨張剤に近いものです。**イーストフードとして使われる添加物は、次のようなものです。

塩化アンモニウム、塩化マグネシウム、グルコン酸カリウム、グルコン酸ナトリウム、酸化カルシウム、焼成カルシウム、炭酸アンモニウム、炭酸カリウム（無水）、炭酸カルシウム、硫酸アンモニウム、硫酸カルシウム、硫酸マグネシウム、リン酸一水素カルシウム、リン酸三カルシウム、リン酸水素二アンモニウム、リン酸二水素アンモニウム、

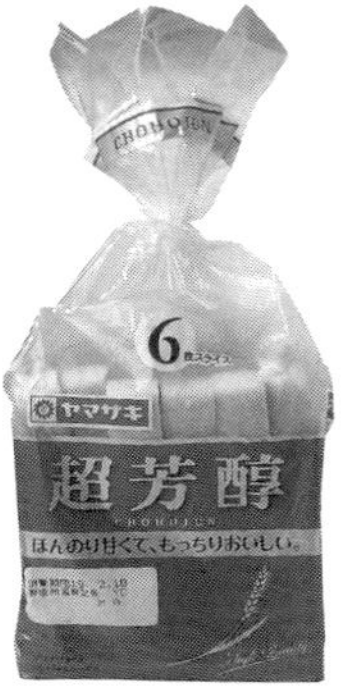

★食品原料 小麦粉、糖類、マーガリン、パン酵母、食塩、バター、発酵種、植物油脂、粉末油脂、醸造酢

★添加物 乳化剤、イーストフード、V.C

★アレルギー表示 原材料の一部に乳成分、小麦、大豆を含む

★栄養成分（6枚切1枚あたり）
エネルギー168kcal、たんぱく質5.3g、脂質3.0g、炭水化物29.9g、食塩相当量0.8g

リン酸二水素カルシウム、リン酸一水素マグネシウム

以上ですが、これらから5品目程度をピックアップして混ぜ合わせてイーストフードが作られます。毒性の強いものはそれほど見当たりませんが、例外として塩化アンモニウムの場合、ウサギに2gを口からあたえたところ、10分後に死亡したというデータがあるので、毒性は強いといえます。また、リン酸を含むものが多くありますが、リン酸を摂りすぎると、血液中のカルシウムが減って、骨が弱くなる心配があります。イーストフードは一括名表示が認められているため、具体名は表示されません。なお、V・C（ビタミンC）は、小麦粉改良剤として使われています。安全性に問題はありません。

明らかになった添加物とがんとの因果関係

現在、日本人の死因の第1位はがんで、3人に1人ががんで亡くなっています。また、がんを発病する人は、2人に1人という状態ですが、とくに多いのが大腸がんと胃がんです。

胃も腸も言うまでもなく、食べ物が通過する器官です。したがって、食べ物に含まれる添加物が、それらの臓器のがん化に大きく影響していると考えられます。最近、そのことが証明されてきました。

世界保健機関（WHO）の国際がん研究機関（IARC）は、2015年10月、「ハムやソーセージ、ベーコンなどを1日50g食べると、大腸がんになるリスクが18%高まる」という発表を行いました。これは、全世界の800の論文を分析した結論だといいますが、この原因は、添加物の一つである発色剤の亜硝酸Naと考えられます。

ハムやベーコンなどには、色が黒ずむのを防ぐために発色剤の亜硝酸Naが添加されていますが、これは、肉に多く含まれるアミンという物質と反応して、発がん性のあるニトロソアミン類という物質に変化します。そのため、加工肉を食べ続けると、発生したニトロソアミン類が大腸の細胞に作用し、がん化を引き起こすと考えられます。

column 2

さらに、胃がんに関する研究もあります。国立がん研究センターが、40～59歳の男性約2万人について、約10年間追跡調査を行ったところ、明太子やたらこなどの塩蔵魚卵を頻繁に食べている人ほど、胃がんの発生率が高いことが分かりました。この調査では塩蔵魚卵を「ほとんど食べない」「週1～2日」「週3～4日」「ほとんど毎日」に分類し、それぞれの胃がん発生率を調べた結果、「ほとんど食べない」の胃がん発生率を1とすると、「週1～2日」が1・58倍、「週3～4日」が2・18倍、「ほとんど毎日」が2・44倍という結果でした。

明太子やたらこには、やはり亜硝酸Naが添加されていますが、魚卵にはとくにアミンが多いため、ニトロソアミン類ができやすいのです。さらにタール色素が何種類も添加されています。それらが胃の細胞に作用して、がん化を引き起こしていると考えられます。ちなみに、亜硝酸Naやタール色素は、第1章で取り上げたおつまみや駄菓子などに使われています。

これらは、明らかになった例ですが、ほかにも添加物が引き起こしているがんがあると考えられます。今後それらが次第に明らかになっていくでしょう。

第3章

買ってもいい 飲み物・お菓子

ウィルキンソン タンサン

炭酸水の代名詞

●アサヒ飲料

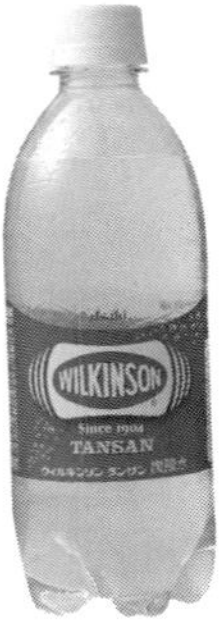

★**食品原料** 水

★**添加物** 炭酸

★**栄養成分**（100mlあたり）
エネルギー0kcal、たんぱく質0g、脂質0g、炭水化物0g、食塩相当量0g

「胃腸の働きをよくする」「ダイエット効果がある」などと言われ、人気の高まっている炭酸水。その効果はさておき、炭酸水とは、水に炭酸ガス、すなわち二酸化炭素を溶かしたものです。あまり知られていないことですが、二酸化炭素は添加物の一種です。**空気中にも、また体内にも存在する物質なので、安全性に問題はありません。**自然界でも、二酸化炭素を含む地下水があり、飲用として利用されています。

炭酸水を飲むと胃がすっきりする感じがしますが、飲みすぎると刺激感や膨満感を覚えることがあるので、注意したほうがよいでしょう。なお、この製品に含まれるのは炭酸ガスのみですが、「ウィルキンソン タンサン ドライ」や「ウィルキンソン タンサン レモン」には、炭酸ガスのほかに香料が添加されています。

Dole® パイナップル100%

香料不使用だから自然な香り

●雪印メグミルク

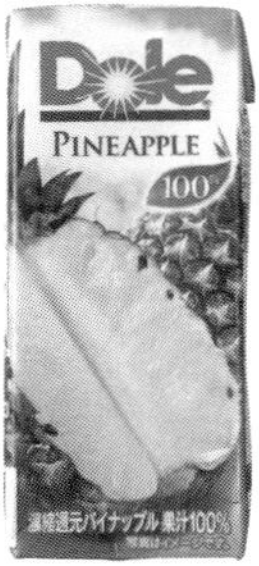

★食品原料 パインアップル

★添加物 なし

★栄養成分（1本200mℓあたり）
エネルギー94kcal、たんぱく質0.8g、脂質0.0g、炭水化物22.6g（糖質22.6g、食物繊維0.0g）、食塩相当量0〜0.10g

果汁を使ったジュースの場合、ほとんどに香料が添加されています。「100%果汁」の製品でも、それは変わりません。

通常ジュースには、濃縮還元果汁が使われています。**搾った果汁からいったん水分を蒸発させ、濃縮させて、製品化する際に水を加え、もとの果汁の濃度に戻すというものです。**こうすることで容積を少なくすることができ、保管や運搬にかかるコストを減らせるからです。

ただし、濃縮・還元の過程で果汁の香りが失われてしまいます。そこで、製品化の際にたいてい香料を添加しています。この製品の場合、濃縮還元果汁が使われていますが、香料が添加されていません。そのため、パインアップルの自然な香りと味を楽しむことができます。

ナチュラルワン ピュアアップルストレートジュース

珍しい果汁そのままの100％ジュース

◉Natural Beverages Japan合同会社

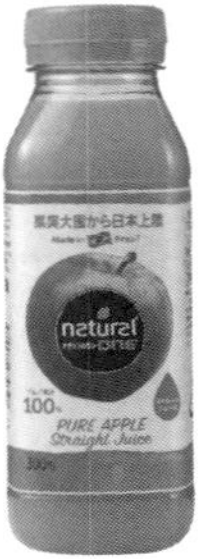

★食品原料 りんご

★添加物 酸化防止剤（ビタミンC）

★栄養成分（100㎖あたり）
エネルギー50㎉、たんぱく質0g、脂質0.05g、炭水化物12.41g、食塩相当量0.00039g

ボトルには、「ストレートジュース」「アップル5・2個分」と表示されています。つまり、りんご5・2個分の果汁が、濃縮還元されることなく、そのまま入っているということです。ブラジルで製造され、日本に輸入されている製品です。

「Dole®パイナップル100％」でも述べたように、100％果汁ジュースでも濃縮還元された果汁が多く使われています。その点では、この製品は珍しいといえます。

ビタミンCは、りんご果汁の成分が酸化して変色したり、味や香りが変わったりするのを防ぐ目的で添加されています。安全性に問題はありません。

ただし、値段はやや高めで、1本（300㎖）が300円（税込み）です。ストレート果汁の製品は、どうしても高くなってしまうようです。

タカナシ 有機濃縮還元 オーガニックオレンジ

原料は有機栽培のオレンジのみ

●高梨乳業

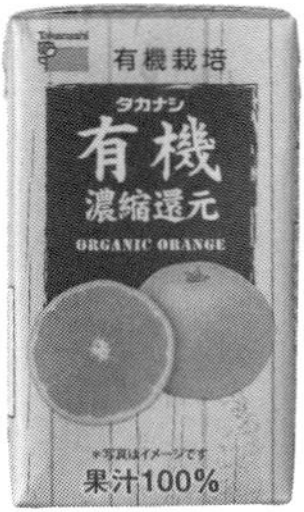

★食品原料 有機オレンジ

★添加物 なし

★栄養成分（1本125mlあたり）エネルギー60kcal、たんぱく質1.1g、脂質0.1g、炭水化物13.7g、食塩相当量0g

「有機ジュースが飲みたい」という人におススメの製品です。原材料は、有機オレンジのみです。もちろん無添加です。

オレンジの場合、多年生植物に当たるので、**栽培する前の3年間農薬や化学肥料を使わなかった土壌で、栽培期間中も農薬や化学肥料を使わないで栽培されたオレンジの実を使っているということです。**

ただし、「濃縮還元」とあるので、有機オレンジから搾った果汁の水分を一度蒸発させて濃縮し、運送・保管し、製品化の際に水分を加えてもとの濃度に還元したものです。

なお、「タカナシ有機濃縮還元オーガニックアップル」も販売されていて、こちらの原材料は有機りんごのみです。

値段は、どちらの製品も1パック（125ml）87円（税込み）です。

お〜いお茶 緑茶

国産茶葉のロングセラー

●伊藤園

お茶飲料の歴史は、伊藤園が1985年に缶入りの「煎茶」（「お〜いお茶」の前身）を発売した時から始まり、その後ペットボトル入りに変わりました。「お〜いお茶 緑茶」は、最初から無香料を貫いてきており、茶葉もすべて国産を使っているといいます。

添加物のビタミンCは、茶葉から飲料を製造する際に失われるビタミンCを補うためと、お茶の成分が酸化して香りや味や色が悪くなるのを防ぐために使われています。ビタミンCは、L-アスコルビン酸のことですが、添加物としてはその類似物質も使用が認められています。数年前に伊藤園に問い合わせたところ、「L-アスコルビン酸とL-アスコルビン酸Naを使っている」と答えましたが、今回再確認すると、「何を使っているか、詳細は教えられない」とのことでした。情報公開は後退しているようです。

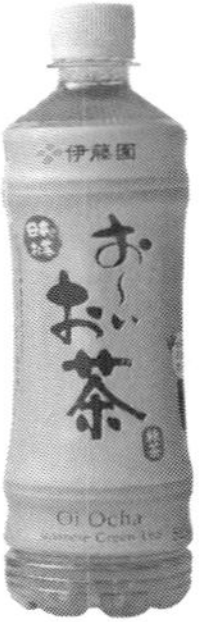

★食品原料 緑茶（日本）

★添加物 ビタミンC

★栄養成分（100㎖あたり）
エネルギー0㎉、たんぱく質0g、脂質0g、炭水化物0g、食塩相当量0.03g

綾鷹

にごりのうまみを感じる緑茶

◉コカ・コーラカスタマーマーケティング

「〔お〜い お茶〕とどう違うの？」と思っている人もいるでしょう。最大の違いは、この製品の場合、お茶のにごり成分を除去していないことです。ふつうお茶を淹れると、茶葉の細かい破片などが下に沈んできますが、お茶飲料がこうなった場合、沈殿したものがオリとなってしまい、古い製品のように見えてしまいます。そこで、フィルターなどを使って、それを除去しているのです。

しかし、この製品はオリをあえて除去していません。そうすることで、お茶本来のうまみを残そうという考えからです。そのため、ボトルの底には沈殿物が薄い層になっています。「よく振ってからお飲みください」と表示されているので、振って飲むと、まろやかな味で、お茶本来のうまみが感じられます。なお、添加物はビタミンCのみです。

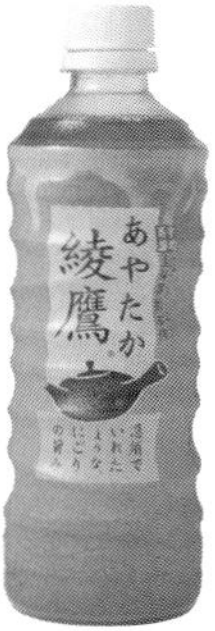

★食品原料 緑茶（国産）

★添加物 ビタミンC

★栄養成分（100mlあたり）
エネルギー0kcal、たんぱく質0g、脂質0g、炭水化物0g、食塩相当量0.02g

十六茶

健康茶を飲みやすくブレンド

◉アサヒ飲料

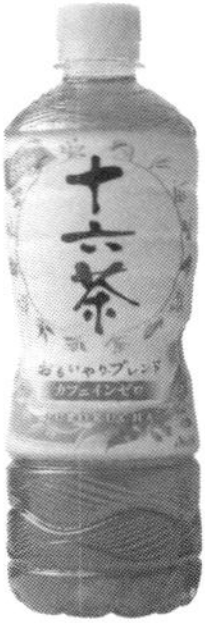

★食品原料 ハトムギ、大麦、ハブ茶、発芽大麦、黒豆(大豆)、とうもろこし、玄米、びわの葉、カワラケツメイ、たんぽぽの根、あわ、きび、エゴマの葉、桑の葉、昆布、ナツメ

★添加物 ビタミンC

★栄養成分(100mℓあたり)
エネルギー0kcal、たんぱく質0g、脂質0g、炭水化物0g、食塩相当量0.02g

この製品の主原料は、ハトムギと大麦で、緑茶は使われていません。そのため、カフェインがゼロというのが特徴です。添加物は、ビタミンCのみ。ハブ茶は、マメ科植物のエビスグサの種子を乾燥させ、軽く炒ったものです。一般に肝臓や腎臓を強くするといわれ、健康茶として広く飲用されています。びわの葉は、ビワの葉を乾燥させたもので、ビワ茶として飲用されてきました。カワラケツメイは、マメ科の植物で、生薬として利用されているほか、若芽や茎の先は食用としても利用されています。桑の若い葉は、天ぷらとして食されていて、葉は、緑茶の代用として桑茶として飲まれている地域があります。以上のように、**原材料はいずれも食用・飲用として利用されているものなので、問題はないと考えられます。**

爽健美茶

カフェインゼロで子どもも飲める

◉コカ・コーラカスタマーマーケティング

「爽健美茶」の意味は、「爽やかさ、健やかさ、美しさをもたらしてくれる無糖茶」だそうです。緑茶は使われていません。そのため、カフェインはゼロです。添加物は、ビタミンCのみ。はぶ茶は、エビスグサの種子から作られるお茶で、漢方薬では、「決明子」と呼ばれています。チコリーはキク科の野菜で、広く食用として利用されています。月見草は、アカバナ科の多年草で、種子から得られた月見草油は食用として利用されています。

このほか、ナンバンキビとは、トウモロコシの別称です。オオムギ若葉は、大麦の若葉で青汁として利用されています。杜仲葉《とちゅうよう》も、杜仲茶として利用されています。いずれも食経験のある原材料なので、安全性に問題はないと考えられます。

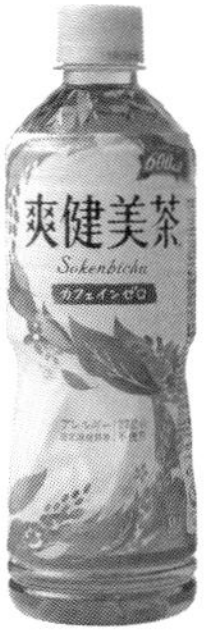

★食品原料 ハトムギ、玄米（発芽玄米2%）、大麦、どくだみ、はぶ茶、チコリー、月見草、ナンバンキビ、オオムギ若葉、明日葉、杜仲葉、ヨモギ

★添加物 ビタミンC

★栄養成分（100mℓあたり）

エネルギー0kcal、たんぱく質0g、脂質0g、炭水化物0g、食塩相当量0.02g

シンビーノ ジャワティストレート レッド

無添加、無糖のペットボトル紅茶

●大塚食品

「香料の入っていない紅茶飲料が飲みたい」という人におススメの製品です。紅茶飲料は、第2章で取り上げた「午後の紅茶」のほかにもいく種類か出回っていますが、そのほとんどに香料が添加されています。加熱などの加工の段階で、紅茶本来の香りがどうしても失われてしまうので、それを補うために香料を添加しているのです。

しかし、香料が添加されていると、紅茶の自然な香りが失われがちです。**その点、この製品には香料が添加されておらず、しかも、十分に紅茶の香りがします。**インドネシア産茶葉に秘密があるようです。

香料は味にも影響しますが、その点でも、紅茶本来の味になっています。また、糖類がまったく含まれていないので、「糖類の摂取が気になる」という人も安心して飲むことができるでしょう。

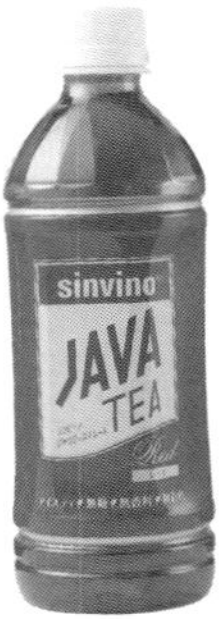

★食品原料 紅茶（インドネシア産）

★添加物 なし

★栄養成分（100mlあたり）
エネルギー0kcal、たんぱく質0g、脂質0g、炭水化物0g（糖類0g）、食塩相当量0g

UCC BLACK《ブラック》無糖

缶コーヒーで無添加を実現

◉ユーシーシー上島珈琲

「缶コーヒーはブラックに決めている」という人もいるでしょう。私もそうです。牛乳や砂糖などが入った缶コーヒーは、甘ったるく、時には胃もたれするので、まず飲むことはありません。そこで、ブラックを飲んでいるというわけです。

しかし、ブラック・無糖の缶コーヒーでも、香料や乳化剤が添加された製品が少なくないのです。その点、**この製品には香料も乳化剤も使われていません。そのため、ブラックコーヒーの本来の味がします。**

もちろん、淹れたてのレギュラーコーヒーの香りと味というわけにはいきませんが、不自然な香りや味がせず、添加物による胃への刺激もないので、安心して飲むことができます。「缶コーヒーは苦手」という人でも、おそらく飲めるのではないかと思います。

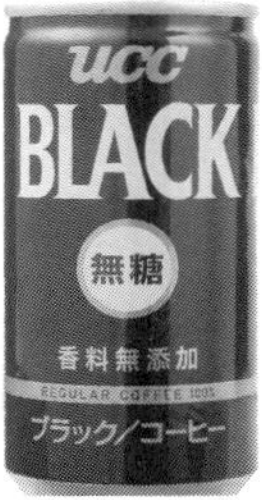

★食品原料 コーヒー

★添加物 なし

★栄養成分（100gあたり）
エネルギー0kcal、たんぱく質0g、脂質0g、炭水化物0.5g（糖類0g）、ナトリウム0.01～0.02g（食塩相当量0.025～0.051g）

DOUTOR《ドトール》コーヒー香るカフェ・オ・レ

中身が分かる安心感

●ドトールコーヒー

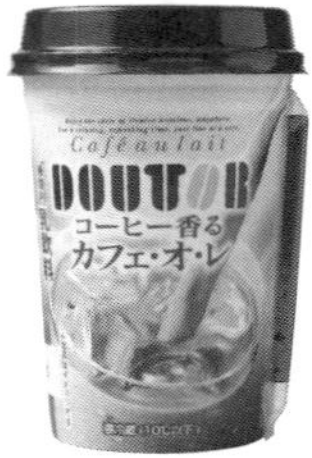

★食品原料 生乳（50％未満）、砂糖、コーヒー、乳製品

★添加物 なし

★栄養成分（1本270mℓあたり）エネルギー141kcal、たんぱく質4.3g、脂質4.9g、炭水化物20.0g、ナトリウム0.099g（食塩相当量0.25g）

2章で、ペットボトル入りの「ドトール カフェ・オ・レ」を取り上げましたが、これには乳化剤と香料が入っていました。しかし、**こちらのカップ入りの製品には、それらは含まれず、その他の添加物も使われていません。**通常カフェオレには、乳化剤がよく使われています。水と脂肪成分の分離を防ぐためです。また、香料もよく使われます。しかし、どちらも具体名（物質名）が表示されず、何が使われているのか不明なので、不安要素となっています。その点、この製品は安心できます。なお、乳製品とは、生乳（牛から搾ったままの乳）から得られたクリームや脱脂乳、脱脂粉乳などのこと。ちなみに、姉妹品のカップ入り「DOUTOR ミルク香るふんわりラテ」の原材料は、「生乳（50％未満）、乳製品、砂糖、コーヒー」で、こちらも添加物は使われていません。

森永 純ココア

商品名通りの純粋なココア

●森永製菓

ココアのパウダー製品は何種類か売られていますが、たいてい乳化剤や香料などが添加されています。ところが、この製品には何も添加されていません。**原材料は、ココアを粉末状にしたココアパウダーのみで、糖類も加えられていません。**

最近、私はこの製品をほぼ毎日飲んでいますが、便通がよくなったのを実感しています。ココアには消化されにくいタンパク質が含まれており、それが食物繊維と同様に便の量を増やして、便通をよくするようです。

また、ココアにはマグネシウム、リン、鉄、亜鉛などのミネラルも含まれています。ただし、ココアは偏頭痛の原因になるとの指摘があるので、偏頭痛を起こしやすい人は飲まないほうがよいでしょう。

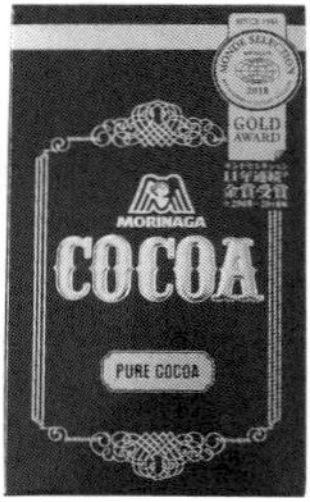

★食品原料 ココアパウダー

★添加物 なし

★栄養成分（1杯5gあたり）エネルギー18㎉、たんぱく質1.0g、脂質1.2g、糖質0.8g、食物繊維1.3g、ナトリウム0.012 ～ 0.028g（食塩相当量0.03～0.07g）

明治 おいしい牛乳

独自の技術でよりおいしく

◉明治

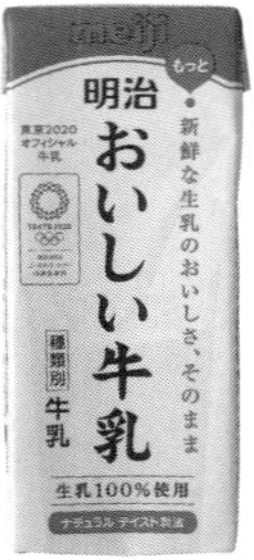

★**食品原料** 生乳100%

★**添加物** なし

★**栄養成分**（1本200㎖あたり）
エネルギー137㎉、たんぱく質6.8g、脂質7.8g、炭水化物9.9g、食塩相当量0.22g

市販の牛乳は、たいてい超高温殺菌という方法で、殺菌されています。130℃で2秒間殺菌するという方法で、この製品もそうです。

ただし、高温で加熱するために焦げ臭が発生してしまい、それを「まずい」と感じる人もいるようです。そこで明治では、加熱殺菌する前に酸素を取り除いて、焦げ臭の発生を減らす技術を開発しました。その技術を使って製造したのが、この製品です。

ちなみに、牛乳とは、生乳（牛から搾ったままの乳）だけを原料に使い、無脂肪固形分8・0％以上および乳脂肪分3・0％以上含むものです。水やその他の原料を加えてはいけません。もちろん添加物も使ってはいけません。これらの条件を満たしたものだけが、「牛乳」と表示できるのです。

高千穂牧場 のむヨーグルト

無添加で甘すぎないヨーグルト飲料

◉高千穂牧場

「無添加の飲むヨーグルトがいい」という人におススメの製品です。ボトルには、「安定剤・香料不使用」と表示されています。飲むヨーグルトの場合、乳成分と水とが分離してしまうのを防ぐために、安定剤がよく使われています。また、香料もよく使われています。この製品には、それらが使われておらず、その他の添加物も使われていません。

ガラクトオリゴ糖は、母乳に含まれているオリゴ糖の一種で、腸内のビフィズス菌を増やして、腸内環境を整える働きがあるとされています。安全性に問題はありません。

なお、**この製品1本には、カルシウムが244mg含まれていますが、これは成人が1日に必要とされるカルシウム量600mgの40％に当たります。**

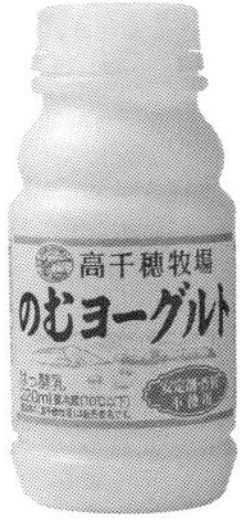

★食品原料 牛乳、砂糖、乳製品、粉末水飴、ガラクトオリゴ糖

★添加物 なし

★栄養成分（1本220㎖あたり）
エネルギー225㎉、たんぱく質7.3g、脂質7.8g、炭水化物31.5g、ナトリウム0.102g（食塩相当量0.3g）

おいしい無調整豆乳

臭みのない飲みやすい豆乳

●キッコーマン飲料

ネーミング通り、とてもおいしくて飲みやすい豆乳です。箱には、「スーパー・チリング製法」とあり、「大豆のヒートダメージを可能な限り抑えた大豆臭の少ないスッキリした風味の豆乳を作る独自の製法です」と書かれています。

まさにこの通りで、大豆臭さがほとんどありません。「豆乳が苦手だ」という人でも、おそらく飲めると思います。しかも、**無添加なので雑味もなく、安心して飲むことができます**。

さらに栄養的にも優れていて、1本にたんぱく質が8・3g含まれており、これは成人が1日に必要とするたんぱく質量=約65gの約13%にあたります。またカリウム、カルシウム、マグネシウム、鉄などのミネラルも含んでいます。

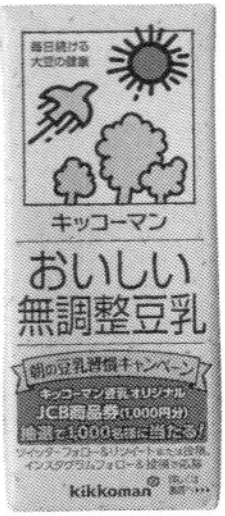

★食品原料 大豆（カナダ）（遺伝子組み換えでない）

★添加物 なし

★アレルギー表示 大豆

★栄養成分（1本200㎖あたり）
エネルギー113㎉、たんぱく質8.3g、脂質7.3g、炭水化物3.7g（糖質3.3g、食物繊維0.4g）、食塩相当量0g

有機野菜100%

品質へのこだわりが感じられる

●スジャータめいらく

有機栽培された野菜の汁と有機レモンを使った野菜ジュースです。有機栽培とは、2年間農薬や化学肥料を使っていない土壌で栽培し、栽培期間中も農薬や化学肥料を使わないで作物を育てる方法です。実際にそれらが守られているのか、国に登録された認証機関が審査し、合格したものだけに「有機」という表示が認められています。

箱には「200㎖で野菜350g分使用」と表示されています。厚生労働省では、「健康日本21」の中で、成人が1日に摂る野菜の目標値を350g以上としています。つまり、**1日に摂るべき野菜の1・65倍の野菜の汁が、1箱（330㎖）に入っているということ。**もちろん無添加です。値段は、1箱170円（税込み）。

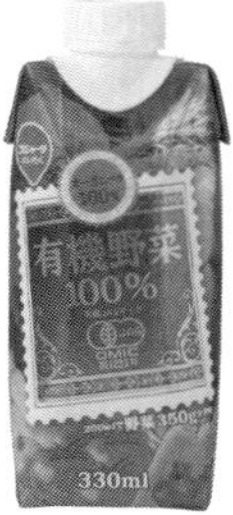

★食品原料 野菜汁（有機にんじん、有機トマト、有機大根、有機キャベツ、有機レタス、有機小松菜、有機水菜、有機ほうれん草、有機ターサイ、有機たまねぎ、有機ルッコラ、有機ビーツ）、有機レモン果汁

★添加物 なし

★栄養成分（1本330㎖あたり）
エネルギー124㎉、たんぱく質3.4g、脂質0.7g、炭水化物27.3g（糖質24.6g（糖類19.2g）、食物繊維2.7g）、食塩相当量0.5g

カゴメトマトジュース

トマトと塩だけのシンプルなジュース

●カゴメ

機能性表示食品であり、ボトルには、「善玉コレステロールを増やす」「高めの血圧を下げる」と表示されています。また、「届出表示：本品にはリコピンとＧＡＢＡが含まれます。リコピンには血中ＨＤＬ（善玉）コレステロールを増やす機能が、ＧＡＢＡには血圧が高めの方の血圧を下げる機能があることが報告されています。血中コレステロールが気になる方や血圧が高めの方にお勧めです」と書かれています。

この製品を飲み続けて、実際にどのくらいＨＤＬコレステロールが増えるのか、また血圧が下がるのかは分かりませんが、ともあれ添加物が使われておらず、食塩も１本あたり０・６ｇと少ないので、〇としましょう。少なくともトマトに含まれる栄養を摂ることはできます。

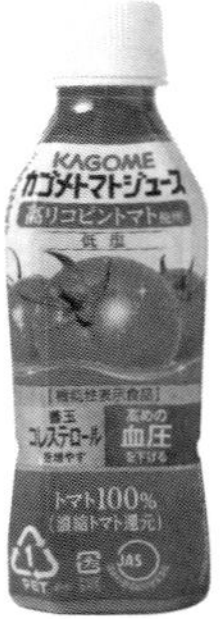

★食品原料 トマト（高リコピントマト10%）、食塩

★添加物 なし

★栄養成分（1本265gあたり）
エネルギー52kcal、たんぱく質2.3g、脂質0g、炭水化物12.0g（糖質10.1g、食物繊維1.9g）、食塩相当量0.6g

1日分の野菜

手軽に必要な野菜を

◉伊藤園

厚生労働省では、「健康日本21」の中で、成人が1日に摂る野菜の目標値を350g以上としています。これを実現しようということで作られたのが、この製品で、350g分の野菜の汁が入っているといいます。カルシウムとマグネシウムを補充するため、海藻カルシウムとライスマグネシウムを加えています。添加物のビタミンCは栄養強化の目的で添加されているもので、安全性に問題はありません。野菜に含まれるビタミンCは、加工の際に失われてしまうため補充しているのです。**ビタミンCの1日所要量は100mgですが、1本に60〜155mg含まれています。**

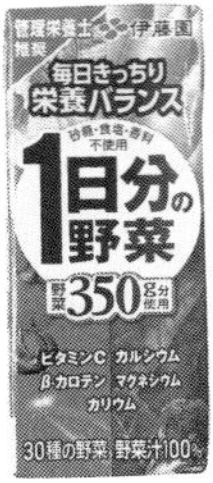

★食品原料 野菜汁(にんじん、トマト、有色甘藷、赤ピーマン、インゲン豆、モロヘイヤ、メキャベツの葉、レタス、ケール、ピーマン、大根、白菜、アスパラガス、グリーンピース、セロリ、しそ、ブロッコリー、かぼちゃ、あしたば、小松菜、ごぼう、ゴーヤ、しょうが、緑豆スプラウト(もやし)、パセリ、クレソン、キャベツ、ラディッシュ、ほうれん草、三つ葉)、レモン果汁、海藻カルシウム、ライスマグネシウム

★添加物 ビタミンC

★栄養成分 (1本200mlあたり)
エネルギー71kcal、たんぱく質2.1g、脂質0g、炭水化物16.2g(糖質14.1g(糖類11.4g)、食物繊維0.9〜3.1g)、ナトリウム0.016〜0.224g(食塩相当量0.04〜0.57g)

野菜一日これ一本

30種もの野菜を凝縮してつくる

●カゴメ

「1日分の野菜」との違いは、**ビタミンCなどの添加物を一切使っていないという点です。**この製品には、30品目の野菜350g分が使われているとのことで、それらから絞られた汁が入っているわけです。厚生労働省が示した野菜の1日摂取目標値350g分の野菜を使っていることになります。

ただし、製造の過程でビタミンCがほとんど壊れてしまうようで、栄養成分表には表示されていません。また、カルシウムは、1本（200mℓ）あたり47mg、マグネシウムは同31mgであり、「1日分の野菜」1本（200mℓ）に比べると少なくなっています。

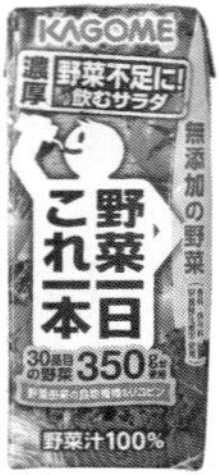

★食品原料 野菜（トマト、にんじん、メキャベツ（プチヴェール）、ケール、ピーマン、ほうれん草、ブロッコリー、あしたば、ビート、チンゲンサイ、小松菜、かぼちゃ、パセリ、クレソン、アスパラガス、セロリ、しょうが、とうもろこし、ごぼう、グリーンピース、紫いも、キャベツ、レタス、たまねぎ、だいこん、紫キャベツ、赤じそ、カリフラワー、なす、はくさい）、レモン果汁

★添加物 なし

★栄養成分（1本200mℓあたり）
エネルギー63kcal、たんぱく質2.1g、脂質0g、炭水化物14.6g（糖質12.7g、食物繊維1.0～2.8g）、ナトリウム0.049～0.11g（食塩相当量0.1～0.3g）

贅沢バターのシャルウィ？〈たっぷりマカダミア〉

ショートニング不使用のクッキー

◉江崎グリコ

クッキーには、通常膨張剤や香料などが使われています。そのため、食べた際に口に違和感を覚えたり、人工的で刺激的なにおいが鼻を突いてくることがあります。その点、この製品には膨張剤や香料、その他の添加物も使われていないので、**違和感や不自然なにおいを感じることなく、安心して食べることができます。**バターの濃厚な味わいが活かされた、おいしいクッキーに仕上がっています。ショートニングを使っていないので、サクサクとした食感はそれほどありませんが、硬いわけでなく、口の中でほどよく砕けます。ショートニングには、心臓疾患のリスクを高めることが分かっているトランス脂肪酸を含まれています。それを使っていないので、その点でも安心できます。

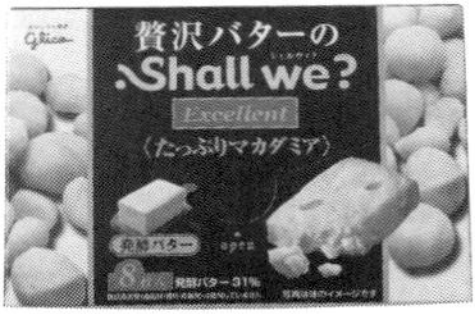

★食品原料 小麦粉、発酵バター、砂糖、マカダミアナッツ、マカダミアナッツパウダー、食塩

★添加物 なし

★アレルギー表示 乳成分、小麦

★栄養成分（1枚・標準11.7gあたり）
エネルギー67㎉、たんぱく質0.7g、脂質4.4g、炭水化物6.2g、食塩相当量0.051g

ハーゲンダッツ グリーンティー

無添加だからこそのリッチな味わい

◉ハーゲンダッツジャパン

「『ハーゲンダッツ』はおいしい」という声をよく耳にします。通常アイスクリームには、乳化剤、香料、増粘多糖類などが使われています。

ところが、「ハーゲンダッツ グリーンティー」には、それらの添加物は使われておらず、**クリームや脱脂濃縮乳、卵黄、砂糖、まっ茶だけで作られています。**そのため、濃厚な味わいがあり、舌触りもなめらかなアイスクリームに仕上がっているのです。

ちなみに、「ハーゲンダッツ ストロベリー」も添加物は使われていません。原材料は、「クリーム、脱脂濃縮乳、ストロベリー果肉、砂糖、卵黄」です。同様に濃厚でなめらかな味のアイスクリームです。

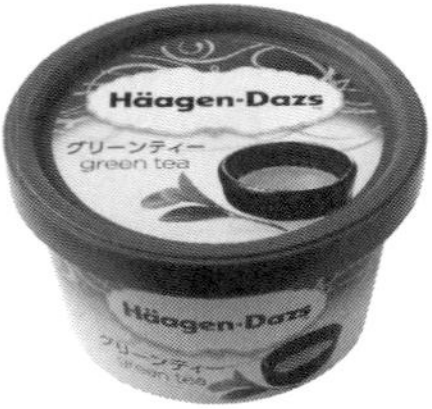

★食品原料 クリーム、脱脂濃縮乳、砂糖、卵黄、まっ茶

★添加物 なし

★アレルギー表示 一部に乳成分・卵を含む

★栄養成分（1個110mℓあたり）
エネルギー239kcal、たんぱく質4.8g、脂質14.8g、炭水化物21.6g、食塩相当量0.1g

あずきバー

長年愛されているあずきアイス

●井村屋

「昔ながらのアイスを食べたい」という人におススメの製品です。添加物が使われていないアイスバーなので、子どもからお年寄りまで安心して食べることができます。

三重県津市に本社のある井村屋は、カステラや羊羹、中華まんなどを製造・販売していますが、できるだけ添加物を使わない製品作りを貫いている会社です。

また、あずきなどの原材料も質の良いものを使っています。

この製品も、添加物が使われていないため、自然なあずきアイスの味がします。ただし、アイスキャンディのように硬いわけではありません。小豆と水あめ、コーンスターチの微妙な配合によって、適度な硬さに仕上げているようです。

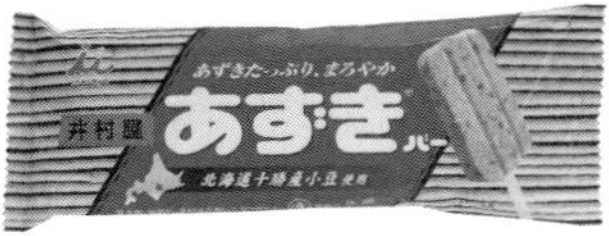

★食品原料 砂糖、小豆、水あめ、コーンスターチ（遺伝子組み換えでない）、食塩

★添加物 なし

★栄養成分（1本85mℓあたり）
エネルギー156kcal、たんぱく質3.3g、脂質0.5g、炭水化物34.6g、ナトリウム0.067g（食塩相当量0.17g）

こだわり極プリン

卵の味を感じられるプリン

●栄屋乳業

とても滑らかでふんわりとしていて、おいしいプリンです。プリンには、通常香料や着色料、糊料、乳化剤などが使われているのですが、この製品の場合、「香料・着色料・保存料不使用」と表示されている通り、添加物は使われていません。そのため、プリン本来の自然な香り、味、食感を楽しむことができます。

容器の底の方にはカラメルソースが入っています。これは、砂糖に水を加えて焦がしたもので、カラメル色素とは違います。**カラメルソースは安全性に問題はありません。**したがって、安心して食べることができます。値段は、1個95円（税込み）ですから、決して高くはありません。

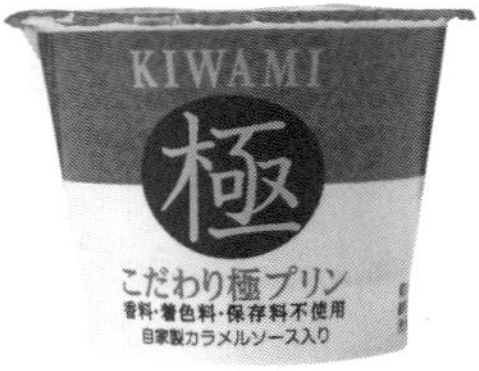

★食品原料 乳製品、砂糖、全卵、卵黄

★添加物 なし

★栄養成分（1個105gあたり）
エネルギー169kcal、たんぱく質5.8g、脂質7.4g、炭水化物19.9g、食塩相当量0.2g

明治プロビオヨーグルト LG21 まろやかプレーン

せっかくなら、無添加のものを

◉明治

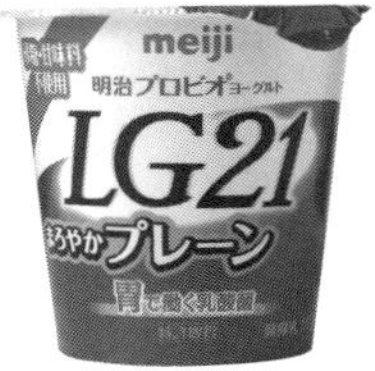

★**食品原料** 生乳、乳製品
★**添加物** なし
★**アレルギー表示** 乳成分
★**栄養成分**（1個112gあたり）エネルギー76kcal、たんぱく質3.8g、脂質4.2g、炭水化物5.8g（糖類5.8g）、食塩相当量0.12g

［明治プロビオヨーグルトLG21］シリーズには、いくつかタイプがありますが、そのほとんどに天然甘味料のステビアや合成甘味料のスクラロースが使われています。しかし、**この［まろやかプレーン］には、添加物は使われていません。**

ちなみに、通常の［明治プロビオヨーグルトLG21］の原材料は、「生乳、乳製品、砂糖／甘味料（ステビア）」、［同LG21低脂肪］は、「生乳、乳製品、砂糖、乳たんぱく質／甘味料（スクラロース）」です。

なお、いずれのタイプも「胃で働く乳酸菌」と表示されていますが、これは胃の中に生息するピロリ菌を減らす働きがあるという意味です。しかし、ピロリ菌がどの程度の害をもたらしているかははっきりしないので、その効果もあまり期待しないほうがよいでしょう。

濃密ギリシャヨーグルト パルテノ プレーン砂糖不使用

ギリシャヨーグルトならこれを

●森永乳業

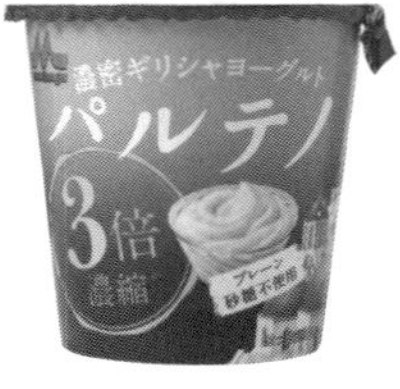

★食品原料 乳製品

★添加物 なし

★アレルギー表示 乳

★栄養成分（1個100gあたり）
エネルギー100kcal、たんぱく質9.9g、脂質4.8g、炭水化物4.2g、ナトリウム0.033g（食塩相当量0.084g）

箱には、「3倍濃縮」と大きく表示されています。そして、その注釈として「ヨーグルトの成分（たんぱく質）を3倍に濃縮しました」と書かれています。プレーンヨーグルトに含まれるタンパク質は、通常100gあたり3・3g前後。この製品には100gあたり9・9g含まれるので、確かに3倍含まれていることになります。

原材料は、乳製品のみで、添加物は使われていません。乳製品とは、生乳（牛から搾ったままの乳）を原料に作られたクリーム、脱脂乳、脱脂粉乳などのことです。

なお、姉妹品の「濃密ギリシャヨーグルトパルテノはちみつ付」の原材料は、「［本体］乳製品、［添付品］アルゼンチン産はちみつ」であり、同様に添加物は使われていません。

小岩井 生乳100%ヨーグルト

生乳だけで作られた一品

◉小岩井乳業

「お腹の調子がよくない」という人は、一度このヨーグルトを食べてみてはいかがでしょうか。お腹の調子を整えるトクホで、パッケージには、「許可表示：生きたビフィズス菌（ビフィドバクテリウム・ラクティスBB－12）の働きにより腸内の環境を改善し、おなかの調子を良好に保ちます」とあります。

これまで私は下痢をした時に本製品を何度も食べたことがありますが、たいてい次の日には下痢は収まり、お腹の調子がよくなっていました。しかも、**原材料が生乳１００%のため、舌触りがとても滑らかで、酸味もそれほど強くはなく、食べやすいヨーグルトです**。もちろん無添加。カルシウムも、１００ｇあたり１１０mg含まれています。

値段は、１個（４００ｇ）２００円前後ですから、それほど高くはありません。

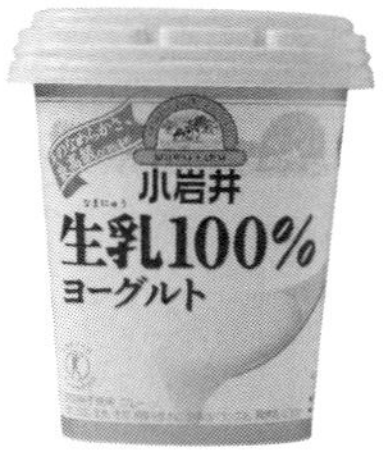

★食品原料 生乳

★添加物 なし

★栄養成分（100gあたり）
エネルギー65kcal、たんぱく質3.2g、脂質3.8g、炭水化物4.6g、ナトリウム0.046g（食塩相当量0.12g）

森永 ビヒダス プレーンヨーグルト BB536

添加物なしのヨーグルト

●森永乳業

この製品も、お腹の調子を整えるトクホです。乳児の腸にいる善玉菌のビフィズス菌が入っています。また、人での臨床試験において、排便回数や便性状の改善が認められているといいます。

パッケージには、「許可表示：このヨーグルトは生きたビフィズス菌（ビフィドバクテリウム・ロンガムＢＢ５３６）を含んでいますので、腸内のビフィズス菌が増え、腸内環境を良好にし、おなかの調子を整えます」とあります。添加物は使われていません。

ただし、原材料に乳製品が使われているためか、「小岩井生乳１００％ヨーグルト」のような滑らかな舌触りはありません。１００g中にカルシウムを１２０mg含んでいます。

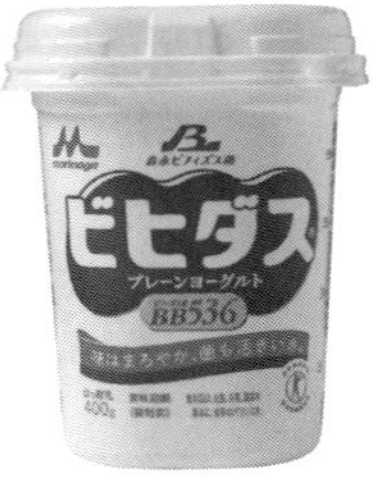

★食品原料 生乳、乳製品

★添加物 なし

★栄養成分（100gあたり）
エネルギー65kcal、たんぱく質3.7g、脂質3.1g、炭水化物5.5g、ナトリウム0.05g（食塩相当量0.13g）

明治 ブルガリアヨーグルトLB81プレーン

善玉菌で腸を整える

●明治

この製品も、お腹の調子を整えるトクホです。使われているLB81乳酸菌は善玉菌の一種で、腸内の悪玉菌が増えるのをおさえて、腸内環境を整える働きがあります。女子大生106人に「明治ブルガリアヨーグルトLB81プレーン」を食べてもらったところ、便通がよくなり、便秘が改善されたといいます。パッケージには、「許可表示：LB81乳酸菌の働きにより、腸内細菌のバランスを整えて、お腹の調子を良好に保ちます」とあります。

ただし、原材料に乳製品を使っているためか、「小岩井生乳100%ヨーグルト」のような滑らかな舌触り感はありません。なお、酸味も少し強いように思われます。100g中にカルシウムを109mg含んでいます。

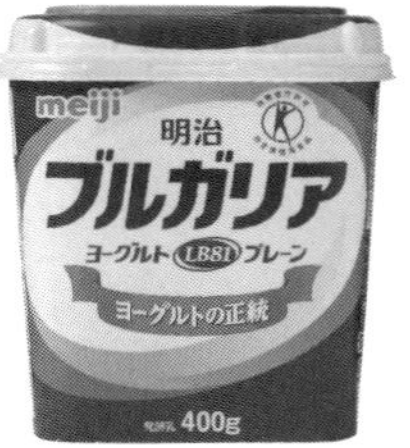

★**食品原料** 生乳、乳製品

★**添加物** なし

★**アレルギー表示** 乳成分

★**栄養成分**（100gあたり）
エネルギー62kcal、たんぱく質3.4g、脂質3.0g、炭水化物5.3g、食塩相当量0.13g

西村の野菜ボーロ カボチャ&ホウレン草

子どもにあげても安心

●西村衛生ボーロ本舗

「駄菓子で、無添加の製品はないものか?」と、探している人もいるでしょう。スーパーの駄菓子コーナーには各種各様の駄菓子が陳列されていますが、無添加の製品はなかなか見当たりません。そんな中、この製品には添加物は使われていません。

かぼちゃパウダーは、カボチャを乾燥させて、粉末状にしたものです。ほうれん草パウダーも同様です。食用卵殻粉は、卵の殻を粉末状にしたもので、安全性に問題なし。不足しがちなカルシウムが、カボチャボーロには100gあたり197mg、ホウレン草ボーロには同238mg含まれています。子どものカルシウム1日所要量は、700〜900mg。

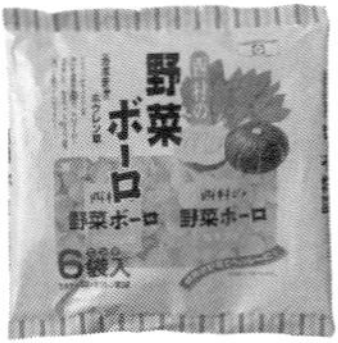

★食品原料 かぼちゃボーロ:馬鈴しょでん粉(遺伝子組み換えではありません)、砂糖、水飴、鶏卵、かぼちゃパウダー、食用卵殻粉
ホウレン草ボーロ:馬鈴しょでん粉(遺伝子組み換えではありません)、砂糖、水飴、鶏卵、ほうれん草パウダー、食用卵殻粉

★添加物 なし

★栄養成分(かぼちゃボーロ100gあたり)
エネルギー385kcal、たんぱく質1.2g、脂質1.0g、炭水化物92.7g、食塩相当量0.04g
(ホウレン草ボーロ100gあたり)
エネルギー383kcal、たんぱく質1.4g、脂質1.0g、炭水化物92.1g、食塩相当量0.05g

白ごま玄米 甘口しょうゆ味

素材の味を感じられるせんべい

◉金吾堂製菓

スーパーには、様々なせんべいが陳列されていますが、ほとんどの製品に調味料（アミノ酸等）が添加されています。そんな中で、**この製品は、「化学調味料無添加」と表示されている通り、L-グルタミン酸Naをメインとした調味料（アミノ酸等）は使われていません。**そのため、しょう油やてん菜糖、ごまなどの味が活きた、自然な味に仕上がっています。なお、デキストリンは、ぶどう糖がいくつも結合したもので、工業的には、デンプンを分解することによって作られています。食品に分類されており、安全性に問題はありません。また、酵母エキスは、食用酵母から得られた成分であり、これも食品に分類されています。

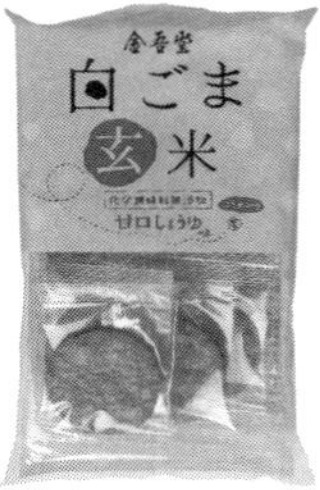

★食品原料 うるち米（玄米（国産）、白米（国産））、白ごま、ばれいしょでん粉（遺伝子組換えでない）、しょうゆ（大豆・小麦を含む）、てん菜糖、デキストリン、はちみつ、酵母エキス

★添加物 なし

★栄養成分（1枚あたり）
エネルギー33㎉、たんぱく質0.8g、脂質1.4g、炭水化物4.3g（糖質4.0g、食物繊維0.3g）、食塩相当量0.08g

miino《ミーノ》 そら豆 しお味

シンプルなうま味を味わえる

●カルビー

パッケージには、「そら豆を丸ごと素揚げ。香ばしくホクッとしたおいしさが楽しめます。シンプルな味付けでそら豆のおいしさ引き立つしお味です」と書かれています。

こうした豆を使ったおつまみには、たいてい調味料（アミノ酸等）が使われていますが、この製品には、使われていません。したがって、パッケージにあるように**そら豆本来の味を楽しむことができます。**

酸化防止剤のビタミンCは、そら豆を揚げた植物油脂が酸化して、変質するのを防いでいます。ビタミンCの安全性に問題はありません。植物油脂は光によって酸化が進むので、この製品は光を遮断するパッケージになっています。

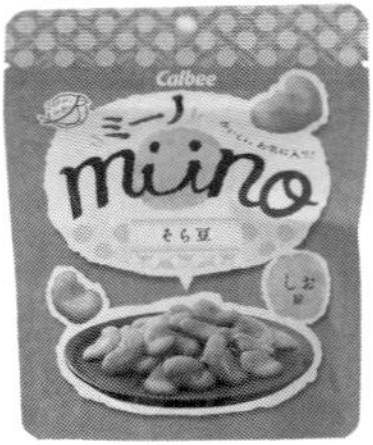

★食品原料 そら豆、植物油脂、食塩

★添加物 酸化防止剤（V.C）

★栄養成分（1袋28gあたり）
エネルギー164kcal、たんぱく質5.7g、脂質12.0g、炭水化物9.5g（糖質7.2g、食物繊維2.3g）、食塩相当量0.2g

ローソンセレクト あたりめ

１度にすべては食べないで

◉ローソン

「お酒の肴にはイカがいい」という人は多いと思いますが、イカのおつまみは、調味料（アミノ酸等）や甘味料、保存料などが使われている製品が多くなっています。そんな中で、この製品には添加物は一切使われていません。**イカと食塩のみで作られています。**

イカの場合、それ自体にうま味があるので、もともと調味料などを添加する必要はないといえるでしょう。そのほうが、イカ本来の味を楽しむことができます。

なお、意外にタンパク質が多く、１袋45ｇに29・９ｇ含まれています。ちなみに、成人のタンパク質の１日所要量は、約65ｇです。ただし、食塩も多く、１袋を食べると１・８ｇ摂取することになるので、食べすぎないように注意したほうがよいでしょう。

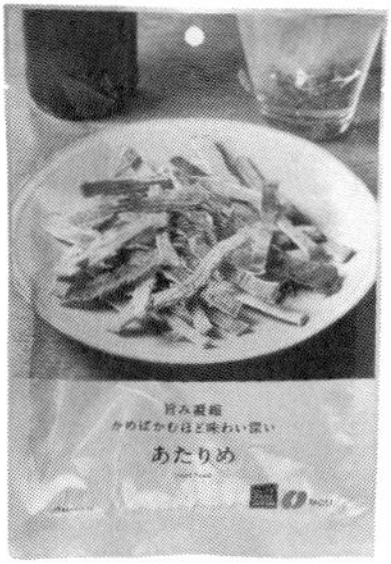

★食品原料 いか、食塩

★添加物 なし

★栄養成分（1袋45gあたり）
エネルギー147kcal、たんぱく質29.9g、脂質2.0g、炭水化物0.6g、食塩相当量1.8g

セブンプレミアム 素焼きミックスナッツ

塩気がない点もいい

●セブン&アイ・ホールディングス

「ビールにはナッツ類がよく合う」という人もいるでしょう。ただし、市販のナッツ製品には、たいてい食塩が加えられています。そのため、高血圧の人の中には、「食べられない」という方もいるでしょう。また、高血圧でなくても、食塩の摂りすぎには注意しなければなりません。その点、**この製品には食塩が使われていないので、高血圧を気にせずに食べることができます。**添加物も使われていません。

ただし、1袋（72g）に含まれるナッツに脂質が40・2g含まれており、エネルギーが466kcalあるので、一度に全部食べないで、何回かに分けて食べたほうがよいと思います。

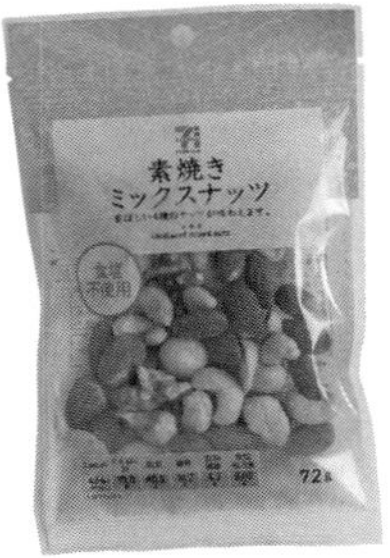

★食品原料 アーモンド（アメリカ）、カシューナッツ（インド）、クルミ（アメリカ）、マカダミアナッツ（オーストラリア）

★添加物 なし

★アレルギー表示 カシューナッツ、くるみ

★栄養成分（1袋72gあたり）
エネルギー466kcal、たんぱく質13.0g、脂質40.2g、炭水化物15.4g（糖質10.7g、食物繊維4.7g）、食塩相当量0.02g

榮太樓 しょうがはちみつのど飴

怪しいのど飴よりこちらを

●榮太樓總本舗

袋には、「高知県産生姜使用」「山田養蜂場国産蜂蜜使用」と大きく表示されています。また、「無香料・無着色」とも表示されています。

香料が使われていないため、刺激的で不自然なにおいがありません。また、カラメル色素などの着色料、さらにその他の添加物も使われていないので、安心して舐めることができます。

生姜は体を温める働きがあるといわれています。また、はちみつはのどの状態を改善することが医学的にも認められています。**冬の乾燥した季節に、のどを潤すあめとしては最適といえるでしょう。**

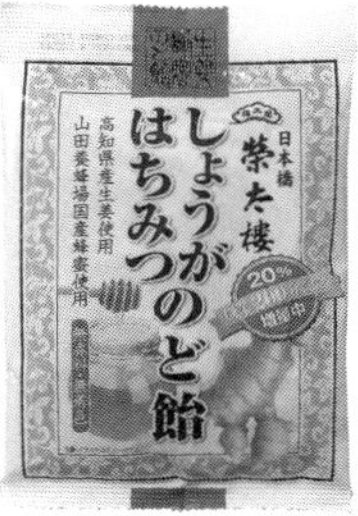

★食品原料 水飴、グラニュー糖、蜂蜜（国産）、生姜パウダー（生姜〈高知県産〉）

★添加物 なし

★栄養成分（1粒4.5gあたり）
エネルギー18㎉、たんぱく質0.0g、脂質0.0g、炭水化物4.4g、食塩相当量0.0g

はちみつ100%のキャンデー

純粋に、ハチミツだけ

◉扇雀飴本舗

ハチミツだけから作られた珍しいキャンディです。パッケージには、「純粋はちみつを固形化／特殊製法」とあり、「みつばちが運んできた100％純粋なはちみつを、何も加えずに固めました。**原材料は、はちみつだけ**。その他の材料は一切使用していません」と書かれています。

その言葉は嘘ではないようで、舐めてみるとハチミツの独特の甘さが口に広がり、その他の味も添加物の雑味も感じられません。

前述のようにハチミツはのど荒れを改善することが医学的に確認されています。なお、同シリーズの「はちみつとりんご100％のキャンデー」、「はちみつとレモン100％のキャンデー」、「はちみつとゆず100％のキャンデー」も添加物は使われていません。

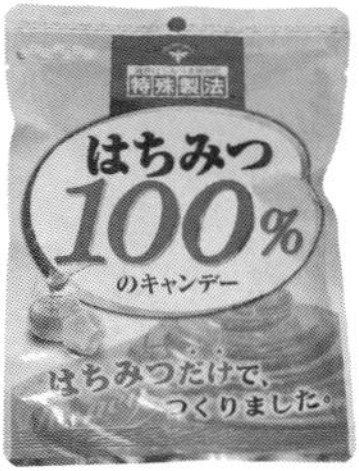

★食品原料 はちみつ

★添加物 なし

★栄養成分（1粒3.3gあたり）
エネルギー13.1kcal、たんぱく質0g、脂質0g、炭水化物3.3g、食塩相当量0g

ファミリーマートコレクション

有機栽培のめぐみ天津甘栗

素材そのままの安心感

◉ファミリーマート

パッケージには、「有機ＪＡＳ規格の認証を受けた有機栽培の天津甘栗。甘みが強い河北省燕山山脈産から厳選しました。」と表示されています。

栗は多年生植物であるため、有機栽培の条件は、栽培前の3年間農薬と化学肥料を使わなかった土壌で栽培され、栽培期間中も農薬と化学肥料を使わないというものです。

この製品に使われている栗は、この条件を満たしているということです。これを認証したのは、農水省に登録されている有機認証機関のＯＣＩＡジャパンという会社です。

原材料は有機栗だけで、糖類は使われていません。また、添加物も使われていないので、安心して食べることができます。

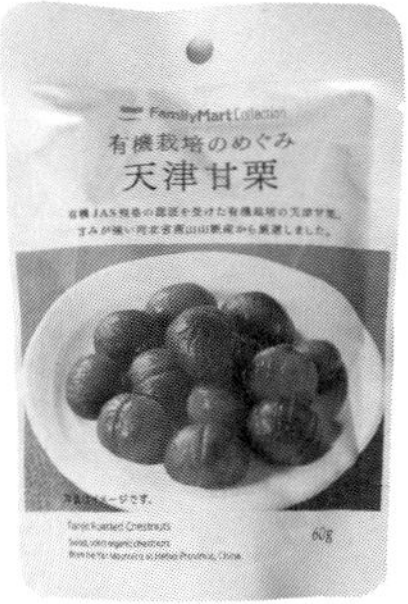

★食品原料 有機むき栗

★添加物 なし

★栄養成分（1袋60gあたり）
エネルギー107kcal、たんぱく質2.2g、脂質0.7g、炭水化物25.1g、食塩相当量0g

セブンプレミアム カステラ

珍しく膨張剤不使用の商品

●セブン＆アイ・ホールディングス

「小腹が空いた時にカステラを食べる」という人もいるでしょう。カステラは、カロリーが高く、たんぱく質も多く含まれるので、食事の代わりにもなります。しかし、膨張剤が添加されたカステラが少なくありません。膨張剤が添加されていると、しっとり感があまりなく、また口に違和感を覚えることもあります。

この製品には**膨張剤が使われておらず、また香料などの添加物も使われていません。**そのため、カステラ本来のしっとり感と自然な香りや甘さを味わうことができます。ただし、糖質が多く、エネルギーが1袋（3切れ）で395㎉あるので、食べすぎには注意したほうがよいでしょう。

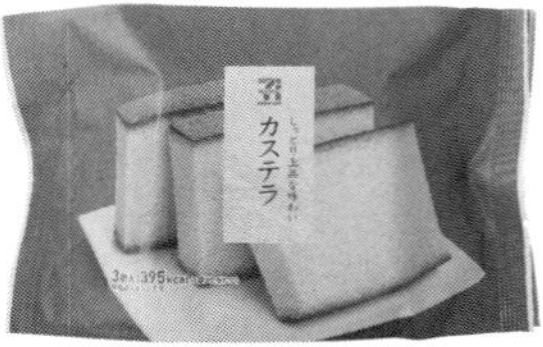

★食品原料 鶏卵、砂糖、小麦粉、水あめ、もち米あめ、ざらめ糖

★添加物 なし

★アレルギー表示 卵、小麦

★栄養成分（1袋3切れあたり）
エネルギー395㎉、たんぱく質8.1g、脂質7.0g、炭水化物75.3g（糖質74.4g、食物繊維0.9g）、食塩相当量0.1g

中村屋 羊羹煉

本来の羊羹と言える

●中村屋

「羊羹は甘すぎる」という人もいると思います。しかし、それはある意味仕方のないことなのです。というのも、甘くしないと腐ってしまうからです。

塩蔵という言葉を聞いたことがあると思います。野菜や魚介などを塩で漬け込むことで、保存する方法です。これは、塩で細菌が死ぬことを利用したものです。一般細菌は、塩が5～10％含まれると、増殖が抑制されます。

一方、糖蔵という言葉もあります。つまり、糖類によって食品の腐敗を防ぎ、長期間保存する方法です。一般細菌は、糖濃度が50～60％で増殖が抑制されます。羊羹は、この糖蔵を利用しているのです。

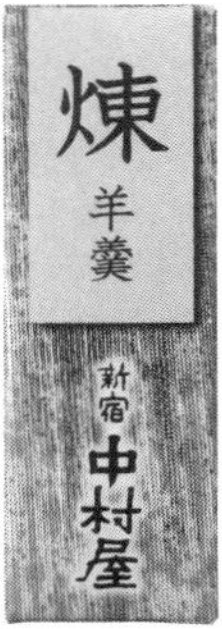

★食品原料 糖類（砂糖、水飴）、小豆、寒天

★栄養成分 表示なし

ですから、糖類を多くしなければならないのです。**その代わり、保存料などの添加物を使う必要がなく、この製品も無添加です。**

パスコ超熟

無添加にこだわったベストセラー

◉敷島製パン

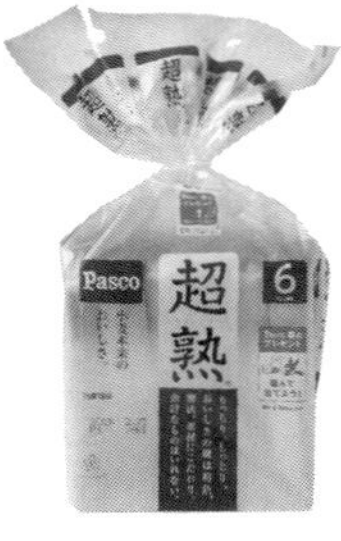

★食品原料 小麦粉（国内製造）、砂糖、バター入りマーガリン、パン酵母、食塩、米粉、醸造酢

★添加物 なし

★アレルギー表示 小麦、乳成分

★栄養成分（6枚入りの1枚あたり）
エネルギー164kcal、たんぱく質4.9g、脂質2.6g、炭水化物30.3g、食塩相当量0.7g

一般に食パンに使われているイーストフードや乳化剤、ビタミンCなどの添加物はこの製品には使われていません。テレビCMで「余計なものはいれない」と強調していますが、これらの添加物を使っていないという意味です。ただし、「トランス脂肪酸が多いのでは？」と心配する人もいるでしょう。というのも、バター入りマーガリンが使われているからです。トランス脂肪酸は、悪玉コレステロールを増やし、逆に善玉コレステロールを減らして、心臓疾患になるリスクを高めることが分かっています。敷島製パンのHPによると、**「超熟」6枚入りの1枚に含まれるトランス脂肪酸は、0gとなっています。** また、「超熟 国産小麦」6枚入りの1枚に含まれるトランス脂肪酸は、0・1g。

セブンプレミアム しっとり食パン

リーズナブルかつ安心できる

◉セブン&アイ・ホールディングス

この食パンの特徴は、イーストフードや乳化剤などの添加物を使っていないことと、値段が一斤100円（税別）と安いことです。名前の通り、しっとりしていておいしい食パンです。発酵風味料とは、製造元の武蔵野フーズによると、**「乳製品や糖類を発酵させたもの」とのことで、安全性に問題はないと考えられます。**ただし、マーガリンが使われているので、「トランス脂肪酸が気になる」という人もいるでしょう。6枚入りの袋には、1枚あたり「トランス脂肪酸…0g」との表示。ただし、その下に「食品100g当たり、飽和脂肪酸0・1g未満、トランス脂肪酸0・3g未満、コレステロール5mg未満の場合は0gとしております」とも。つまり、食パン100gあたりのトランス脂肪酸は、0・3g未満です。

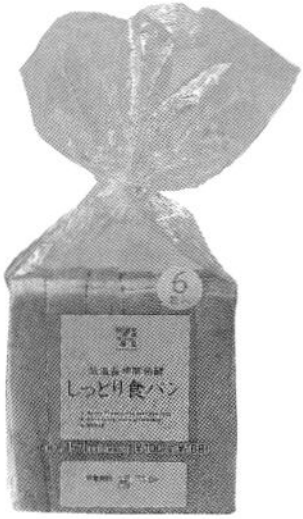

★食品原料 小麦粉、砂糖混合ぶどう糖果糖液糖、マーガリン、パン酵母、食塩、発酵風味料

★アレルギー表示 乳成分、小麦、大豆

★栄養成分（6枚入りの1枚あたり）エネルギー157kcal、たんぱく質5.7g、脂質2.0g、炭水化物29.3g、食塩相当量0.8g

そのがんは本当のがんなのか?

がんは、場合によっては人を死に至らしめる怖い病気ですが、見方によっては、それほど怖いものではないのかもしれません。

人間の細胞は全部で約60兆個、最近の説では約37兆個といわれていますが、それらは自己の役割を持ち、他の細胞と関連しながら機能し、私たちの体を構成しています。その細胞が、自己の正常な機能を果たさなくなり、それが増殖して塊になった状態が、腫瘍です。

腫瘍の細胞は、もともとは自分の体の正常な細胞だったものです。それが、放射線や化学物質などの影響で遺伝子が壊れたり、変形したりして、細胞が突然変異を起こし、自己の本来の役割を果たさない、異常な細胞になってしまうことがあります。これが、腫瘍細胞です。

しかし、単なる腫瘍細胞の塊であれば、それほど恐れる必要はないのです。それが一定の大きさで留まってくれれば、他の正常な細胞を侵食することはなく、臓器を機能不全に陥れることはないからです。また転移することもなく、他の臓器を侵食することもないからです。

ところが、腫瘍細胞が際限なく増殖して、正常細胞を侵食し、臓器を機能不全に陥れてしまうことがあります。また、転移して他の臓器で増殖し、

column 3

それを機能不全にしてしまいます。その結果、人を死に追いやるのです。これが悪性の腫瘍、すなわち「がん」です。

腫瘍が悪性か、悪性でないかを判断するのは、なかなか難しいようです。以前岩手県に行った際に、開業医の方と懇談する機会があったのですが、悪性かどうかを判断できるのか質問したところ、内科医は「判断できる」と答えましたが、脳外科医は「判断できない」と答えました。

知人の元テレビディレクター（男性、50歳代）は、都内の大学病院で前立腺がんと診断され、検査の為に肛門から金属の棒を入れられたところ、翌日から腰に激痛が走り、歩けなくなってしまったといいます。前日まで普通の生活をしていたのにもかかわらずです。そのため、「このままではがん治療で死んでしまう」と考え、治療を拒否し、自然な食事を心がけるようにしたところ、体調は回復し、がんは消失したとのこと。この知人の場合、実際はがんではなく、単なる腫瘍であった可能性があります。

ですから、がんと診断されても、悪性なのか、悪性でない単なる腫瘍なのか見極めることが大切なのです。もし悪性でなければ、すぐに生死に関わるということはないので、それほど怖がる必要はないのです。

第4章

飲み物とお菓子に使われる添加物の基礎知識

1 飲み物とお菓子によく使われる糖類、乳類、油脂類

本書ではこれまで主に添加物について見てきましたが、飲み物やお菓子の場合、添加物のほかに糖類、乳類、食用油脂などがよく使われています。これらはいずれも食品原料ですが、多少分かりにくいものもあります。ここでは、それらについて見ていきましょう。

▼糖類

【ぶどう糖果糖液糖】 ぶどう糖と果糖が混じった液状の糖です。まずデンプンを分解してぶどう糖を作ります。ただし、ぶどう糖は甘味が弱いので、酵素を使って甘味の強い果糖に変化させます。そのためぶどう糖と果糖が混じった状態になるのです。液状のため清涼飲料水によく使われています。ぶどう糖を果糖に変えることを異性化といい、異性化糖ともいわれています。ぶどう糖果糖液糖は、果糖の割合が50％未満で、50％以上のものは果糖ぶどう糖液糖といいます。

【砂糖(ショ糖)】 砂糖は通称で、正確にはショ糖といいます。ショ糖は、単糖類のぶどう糖と果糖が一個ずつ結合した二糖類です。サトウキビ（甘蔗）、あるいはてんさい（サトウダイコン）から抽出・精製して作られるもので、甘蔗糖、てんさい

糖（ビート糖）といわれています。ただし、化学的にはどちらも変わりがありません。強い甘味があり、温めても冷やしても甘味が変わらないので、飲み物やお菓子などに幅広く使われています。

【水あめ（水飴）】 デンプンを分解して作った液状の糖で、麦芽糖（ぶどう糖が2個結合したもの）、ぶどう糖、デキストリン（ぶどう糖がいくつか結合したもの）などが混じっています。ほぼ透明で、つや出しや水分を保つ働きがあります。

【還元水あめ（還元水飴）】 水あめに水素を結合させた（これを水素添加といいます）糖アルコールです。吸収率が低いので血糖値が上がりにくく、低カロリーという特徴があります。ただし、消化・吸収されにくいので、摂り過ぎると下痢を起こすことがあります。

【還元麦芽糖水あめ】 マルチトールともいいます。デンプンを分解して作った麦芽糖（マルトース）に水素を結合させた糖アルコールです。甘味は砂糖によく似ています。ただし、吸収率が低いため、血糖値が上がりにくく、低カロリーという特徴があります。ただし、消化・吸収されにくいため、たくさん摂ると下痢を起こすことがあります。

【オリゴ糖】 オリゴとは「少数」という意味です。つまり、ぶどう糖や果糖が少数個結合したものが、オリゴ糖です。オリゴ糖の種類は多く、1000種類以上あるといわれています。オリゴ糖は消化されにくいので、エネルギーになりにくい、すなわち低カロリーであるのが特徴です。また腸まで届いて、善玉菌のビフィズス菌のえさになって、それを増やすことが分かっています。虫歯になりにくいという特徴もあります。ただし、消化されにくいため、摂り過ぎると下痢を起こすことがあります。また砂糖に比べて甘味が弱いので、メーカーとしては使いにくいという面があります。

【乳糖】 乳糖（ラクトース）は、哺乳類の乳に含まれる二糖類です。人によっては乳糖を消化する酵素が少ないために、乳糖を摂取すると下痢を起こすことがあります。これを乳糖不耐症といいます。乳糖不耐症の人は、乳糖を含む食品には注意したほうがよいでしょう。

【でんぷん糖】 デンプンを分解すると、分解の度合いによってぶどう糖からデキストリンまで、いろいろな糖ができます。これらが入り混じった状態のものをでんぷん糖といいます。

【エリスリトール】 ぶどう糖を原料として酵母で発酵させて作られる糖アルコールです。もともと果実類やキノコ、ワインなどに含まれているもので、食品に分類されています。甘味は砂糖の70～80％程度で、消化されにくいため、非常に低カロリーです。ただし、一度に大量にとると、下痢を起こすことがあります。

【デキストリン】 ぶどう糖が数個結合したものです。デンプンを分解することによって作られます。いわばデンプンと麦芽糖の中間的なものです。中でも、消化・吸収されにくいものを難消化性デキストリンといいます。難消化性デキストリンは、食物繊維の一種です。

▼乳類

【生乳】 牛から搾った、何も加工していない乳のことです。ちなみに牛乳とは、生乳だけを原料に使い、無脂肪固形分8・0％以上で、乳脂肪分3・0％以上のものです。

【生クリーム】 全乳から脂肪分を集めたものです。一般に脂肪分が約25％、水分が約65％です。アイスクリームやケーキなどに使われています。乳等省令（乳及び乳製品の成分規格等に関する省令）では、「クリームとは、生乳、牛乳または特別牛乳から乳脂肪分以外の成分を除去したものをいう」とされています。

【全粉乳】 牛乳をそのまま乾燥させて、粉末状にしたものです。したがって、牛乳に含まれる脂肪やたんぱく質などが含まれることになります。ただし、脂肪が多いため、酸化して変質しやすいという欠点があります。チョコレート、ビスケット、キャンディなど多くのお菓子に使われています。

【脱脂粉乳】 牛乳からクリームを分離して、脂肪分を取り除いた脱脂乳を乾燥させて、粉末状にしたものです。風味や味わいは全粉乳に比べて劣ります。ただし、脂肪が少ないため、酸化による変質が起こりにくく、保存性に優れています。また値段が安いのも特徴です。

【加糖練乳】　練乳とは、牛乳を濃縮したもので、それに糖分を加えたものが加糖練乳です。糖分を多く加えることで、保存性を高めることができます。とくに脱脂乳を原料としたものを、脱脂加糖練乳といいます。

なお、「乳製品」という表示を見かけることがあると思いますが、生乳を原料として作られる生クリームや全粉乳、脱脂粉乳などの総称です。

▼食用油脂

【バター】　バターは牛乳から分離した脂肪を集めたもので、常温では個体です。少量の乳成分を含んでいるため、独特の風味があります。日本農林規格では、「加塩バター」は乳脂肪分80・0％以上で、無塩バターは82・0％以上で、異種脂肪をふくまないもの」となっています。通常お菓子用には無塩バターが使われ、食卓用には加塩バターが使われています。

【マーガリンとファットスプレッド】　マーガリンは、１８６９年にフランスでバターの代用品として開発されました。原料は、植物油に水素を添加して作られた硬化油と通常の植物油です。それらを混ぜて、乳化剤や着色料などを添加し、さらに水、食塩、乳成分などを加えて、適度な硬さにします。

油脂含有率の違いによって、マーガリン（油脂80％以上）とファットスプレッド（油脂80％未満）に分類されています。

硬化油を作る際の水素添加によって、今問題になっているトランス脂肪酸ができてしまうので、マーガリンにもそれが含まれています。トランス脂肪酸は、善玉（ＨＤＬ）コレステロールを減らして、逆に悪玉（ＬＤＬ）コレステロールを増やし、動脈硬化をひき起こしやすくして、心疾患のリスクを高めることが分かっています。市販のマーガリンやファットスプレッドには、０・３２〜16％のトランス脂肪酸が含まれています。

【ショートニング】 ショートニングは、19世紀末にアメリカでラードの代用品として開発されたものです。植物油に水素を添加して作った硬化油、すなわち固体状の油を基本としたものです。ショートニングという名は、クッキーなどに使った場合に、もろさをあたえる「ｓｈｏｒｔｅｎ」からきています。ちなみに、ショートケーキとは、ショートニングを使ったケーキという意味との説があります。

ショートニングは、ラードと同じように常温で固体の油であり、クッキーやドーナツなどの原料に混ぜて作ると、独特のサクサクとした歯ざわりを出すことができます。また、ショートニングを揚げ油に使うと、カリッと揚がるため、ファストフード店では、フライドチキンやフライドポテトを揚げるのに使われています。

しかし、植物油に水素を添加する際に、トランス脂肪酸ができてしまいます。ショートニングには、平均で0・46〜24％のトランス脂肪酸が含まれています。ショートニングは、前述のとおり、クッキーやビスケットによく使われています。また、ケーキやパンなどにもよく使われています。

【ナタネ油】 ナタネから搾油してえられた油です。リノール酸を19〜28％、オレイン酸を55〜62％含んでいます。リノール酸は、必須脂肪酸の一つ。つまり、私たちの体を維持するのに不可欠であるにもかかわらず、体の中では作ることができないものです。したがって、食品から摂らなければならないのです。ただし、日本人の場合、ふだんの食生活でリノール酸は十分すぎるくらい摂っているので心配する必要はありません。

ナタネの主産地は、カナダ、中国、インド、オーストラリアなどです。従来のナタネには、エルシン酸（エルカ酸）が多く含まれていて、それが心臓障害を起こす可能性があるとの指摘がありました。そのため、カナダで品種改良が行われ、エルシン酸をほとんど含まないナタネが開発されました。これをキャノーラ種といいます。日本に輸入されるものは、ほとんどがキャノーラ種です。

【大豆油】 大豆から搾油してえられた油で、リノール酸を50〜57％、オレイン酸を20〜25％含んでいます。大豆の主産地は、アメリカ、ブラジル、アルゼンチン、中国などです。日本では、大豆油はナタネ油やパーム油と並んで多く消費されている植物油です。

【コーン油】トウモロコシの胚芽を搾油してえられた油で、リノール酸を50～60％、オレイン酸を25～33％含んでいます。トウモロコシの主産地は、アメリカ、アルゼンチン、南アフリカなどです。

【パーム油】パーム油は、オイルパーム（アブラヤシ）の果肉部から、搾取された油です。ふつうアブラヤシ農園の近くに作られた工場で、果肉を圧搾して製造されています。アブラヤシの主な生産地は、マレーシアやインドネシアなどで、その生産量は、大豆油に次いで多くなっています。

パーム油は、リノール酸を8～11％、オレイン酸を38～44％含んでいます。そのほか比較的飽和脂肪酸が多いために、常温では半固体です。酸化しにくいため、保存性にもすぐれています。味は淡白で、風味があります。熱安定性がすぐれているので、業務用のフライ油、さらにマーガリンやショートニングの原料として使われています。

【米油】米油は、玄米を精米する時にできる米ぬかから絞り取られた油です。その意味では、正しくは米ぬか油ということになります。米油は、日本で商業的に生産されている植物油の中では、国産原料で作られている唯一のものです。

米油には、リノール酸が35～37％、オレイン酸が40～44％含まれています。においがあまりなく、抗酸化作用のあるビタミンEを多く含むので、酸化しにくいので、使いやすい油です。

お菓子には、以上のような植物油が使われています。ポテトチップスには米油とパーム油が主に使われています。揚げたお菓子は、パーム油が使われることが多くなっています。原材料に、「植物油脂」または「植物油」と表示されていることが多いですが、これらはバター以外の油、またはそれらをミックスした油です。

2 添加物の種類と表示の見方

▼食品添加物とは

食品添加物（添加物）は、米や小麦粉などの穀類、野菜類、果物類、しょう油、みそ、塩、砂糖などの食品原料を使って、加工食品を製造する際に添加されるものです。添加物は、食品行政の基本法である食品衛生法で、次のように定められています。「食品の製造の過程において又は食品の加工若しくは保存の目的で、食品に添加、混和、浸潤その他の方法によって使用する物」（同法第4条第2項）。つまり、食品原料を使って加工食品を製造する際に、加工しやすくしたり、保存性を高めたりするなどの目的で添加するものということです。つまり、食品原料とはまったく別物ということです。

添加物には、指定添加物と既存添加物があります。指定添加物は、厚生労働大臣が「使用してよい」と定めたものです。化学的合成品がほとんどですが、天然物も少しだけ含まれます。

既存添加物は、国内で広く使用されていて、長い食経験があるということで、例外的に使用が認められているもので、既存添加物名簿に収載されたものです。これらは、すべて天然物から得られたもの、すなわち天然添加物です。

２０１９年３月現在で、指定添加物は４５５品目、既存添加物は３６５品目あります。これら以外の品目を添加物として使用することは禁止されています。

なお、指定添加物と既存添加物のほかに、一般飲食物添加物と天然香料というものがあります。一般飲食物添加物とは、一般に食品として利用されているものを添加物の目的で使用するというもので、約１００品目がリストアップされています。

また、天然香料は、自然界の植物や昆虫などから抽出された香り成分で、なんと約６００品目がリストアップ。ただし、一般飲食物添加物と天然香料はリストアップされていないものでも使用することができます。その点が、前の指定添加物と既存添加物との大きな違いです。

▼食品原料と添加物を見分ける方法

現在、食品原料と添加物とは、基本的には区別されないで表示されています。本来なら食品原料と添加物は分けて表示するべきなのですが、こうすると、添加物をたくさん使っていることが消費者に分かってしまい、食品が売れなくなる可能性がありま す。そこで、食品原料と添加物を分けずに表示しているのです。

なお、２０１５年４月から食品表示法が施行され、添加物とそれ以外の原材料が分けて表示されることになりました。そのため、少しずつですが、分けて表示されるようになっています。食品原料と添加物の間に「／」を入れて区別しているケースが多くなっています。しかし、移行期間が5年間と長いため、しばらくの間は従来通りの表示がなされる製品も多いと考えられます。

ところで、食品原料と添加物が区別されていない場合でも、それらを比較的簡単に見分ける方法があります。現在、原材料名表示は、原則としてまず食品原料を書いて、そのあとに添加物を書くことになっています。図を見てください。

名　称	スナック菓子
原材料名	小麦粉、植物油脂（なたね油）、甘藷でん粉、食塩、ナチュラルチーズ、脱脂粉乳、膨張剤、調味料（アミノ酸等）、甘味料（ステビア、甘草）、着色料（黄4、黄5）、香料

これは、あるメーカーの駄菓子（チーズあられ）の原材料名です。まず「小麦粉」、「植物油脂（なたね油）」などの食品原料が使用量の多い順番に書かれています。それは「脱脂粉乳」で終わり、次の「膨張剤」からが添加物となります。添加物も、やはり使用量の多い順番に書かれ、「香料」で終わりです。

つまり、最初に書かれた添加物を見つければ、あとはすべて添加物なので、食品原料と添加物を簡単に見分けることができるのです。

加工食品の場合、添加物の中では、量的に加工でん粉（加工デンプン）が一番使われるケースが多いため、最初に書かれることが多くなっています。また、調味料（アミノ酸等）や乳化剤も、最初に書かれることが少なくありません。ですから、それらを見つけたら、それ以降が添加物という見方ができます。

また、これとは別に「膨張剤」などのように○○剤、酸味料などのように○○料などあまり聞きなれない言葉が出てきたら、そこからが添加物という見方もできます。

▼用途名併記の添加物

添加物は原則としてすべて物質名を表示することになっています。物質名とは、添加物の具体的な名称です。前の図のなかの「ステビア」、「甘草」、「黄4」や「黄5」などが物質名です。こうした表示によって、具体的にどんな添加物が使われているのか分かるわけです。

一方、「膨張剤」や「甘味料」、「着色料」というのは用途名です。つまり、どんな用途に使われているのかを示すものです。したがって、「甘味料（ステビア、甘草）」という表示は、甘味料としてステビアおよび甘草を使っているという意味です。「着色料（黄4、黄5）」は、着色料として黄4（黄色4号）および黄5（黄色5号）を使っているという意味。

このように用途名と物質名を両方書くことを、用途名併記といいます。添加物の中には、この用途名併記が義務付けられているものが全部で8種類あって、それは次の用途に使われるものです。

- **着色料…着色する**
- **甘味料…甘味をつける**
- **保存料…保存性を高める**
- **防カビ剤…カビの発生や腐敗を防ぐ**
- **漂白剤…漂白する**
- **酸化防止剤…酸化を防止する**
- **発色剤…黒ずみを防いで、色を鮮やかに保つ**
- **糊料（増粘剤、ゲル化剤、安定剤）…トロミや粘性をもたせたり、ゼリー状に固める**

たとえば、飲み物やお菓子によく使われている合成甘味料のスクラロースやアセスルファムKは、「甘味料（スクラロース）」、「甘味料（アセスルファムK）」という表示になります。また、合成保存料の安息香酸Naは、「保存料（安息香酸Na）」となります。

なお、着色料の場合、添加物名に「色」の文字がある場合、用途名を併記しなくてよいことになっています。たとえば、「カラメル色素」や「パプリカ色素」などです。着色料と書かなくても、使用目的が分かるからです。

それから、これが重要なことなのですが、用途名併記の添加物は、毒性の強いものが多いのです。そのため、厚生労働省では、どんな添加物がどんな目的で使われているのか消費者が自分で判断できるように用途名併記を義務付けているのです。

ただし、すべて毒性が強いというわけではなく、中には酸化防止剤の「ビタミンE」や「ビタミンC」のように毒性がほとんどないものもあります。

▼一括名表示が認められている添加物

添加物は原則として物質名が表示されることになっています。そして、着色料や甘味料などは用途名も併記されることになっています。ということは、表示を見ればどんな添加物が使われているのか、すべて具体的に分かるはずなのですが、実際には違うのです。なぜなら、添加物の大半は、物質名が表示されていないからです。

実は添加物の表示には、「一括名表示」という大きな抜け穴があるのです。加工食品の原材料名には、「酸味料」「pH調整剤」「香料」などと表示されていることがありますが、これらが一括名です。

酸味料とは、酸味をつける目的で添加されるもの、すなわち実質的には用途名なのです。実際には、クエン酸や乳酸などが使われているのですが、それらの具体名（物質名）は表示されず、「酸味料」とあるだけです。これが、一括名表示です。

酸味料としては、クエン酸や乳酸のほかに、酢酸や酒石酸など全部で25品目程度ありますが、どれを使っても、またいくつ使っても、まとめて「酸味料」とだけ表示すればいいのです。使っている添加物を全部表示させると、表示しきれないケースも出てきます。それで、こうした一括名表示が認められているのです。この場合、消費者には実際にどんな添加物が使われているのか分かりません。

実は一括名表示が認められている添加物は、とても多いのです。それは、次のようなものです。

- 酸味料…酸味をつける
- pH調整剤…酸性度やアルカリ度を調節し、保存性を高める
- 香料…香りをつける
- 乳化剤…油と水を混じりやすくする
- 膨張剤…食品を膨らます

・調味料…味付けをする
・イーストフード…パンをふっくらさせる
・豆腐用凝固剤…豆乳を固める
・かんすい…ラーメンの風味や色あいを出す
・ガムベース…ガムの基材となる
・チューインガム軟化剤…ガムをやわらかくする
・苦味料…苦味をつける
・光沢剤…つやを出す
・酵素…タンパク質からできた酵素で、さまざまな働きがある

以上ですが、それぞれの一括名に当てはまる添加物は、だいたい数十品目あり、香料は合成のものだけで150品目程度あります。したがって、指定添加物と既存添加物の多くは、いずれかの一括名に当てはまることになり、結局のところ、多くは物質名が表示されないことになってしまうのです。

なお、一括名表示が認められている添加物は、いずれもそれほど毒性の強いものではありません。合成香料の中には毒性の強いものがありますが、一般に添加する量が微量なので、それほど影響がないと考えられています。そのため、厚生労働省も、物

質名ではなく一括名を認めているという面がなくはありません。

▼表示されない添加物

さらに、使われても表示されない添加物があります。というのも、表示が免除されているからです。それは、次の3種類です。

まず、**栄養強化剤（強化剤）**。これは、食品の栄養を高めるためのもので、ビタミン類、アミノ酸類、ミネラル類があります。体にとってプラスになり、安全性も高いと考えられているので、表示が免除されているのです。

次に、**加工助剤**。これは、食品を製造する際に使われる添加物で、最終の食品には残らないもの、あるいは残っても微量で食品の成分には影響をあたえないものです。たとえば、塩酸や硫酸がこれにあたります。これらは、タンパク質を分解するなどの目的で使われていますが、水酸化ナトリウム（これも添加物の一つ）などによって中和して、食品に残らないようにしています。この場合、加工助剤とみなされ、表示が免除されます。

もう一つは、**キャリーオーバー**です。これは、原材料に含まれる添加物のことです。たとえば、せんべいの原材料は、米としょう油ですが、しょう油のなかに保存料が含まれることがあります。この際、保存料がせんべいに残らないか、あるいは残っても微量で効果を発揮しない場合、キャリーオーバーとなります。そのため、表示免除となり、「米、しょう油」という表示になります。

このほか、店頭でバラ売りされている漬物や佃煮、あめ、パンなど、あるいは物産展で量り売りされるたらこや明太子なども、添加物の表示をしなくてよいことになっています。つまり、容器に入っていないものは、表示しなくてもいいのです。

また、惣菜店の惣菜、弁当店で作られた弁当も、容器に入っていない場合は、同様です。レストランや食堂で出される料理なども、表示は免除されています。

なお、輸入のレモン、オレンジ、グレープフルーツなどに防カビ剤が使われていた場合、バラ売りされているケースでも、プレートやポップなどを設置して、防カビ剤の具体名を表示することになっています。防カビ剤はもともと農薬として使われており、毒性が強いため、表示することで消費者が選択できるようにしているのです。

3 飲み物やお菓子に農薬は残留しているか

▼飲み物やお菓子の残留農薬が心配

飲み物には、果実や野菜を原料としたものがあり、お菓子には、小麦粉や米、じゃがいも、トウモロコシなどを原料としたものが多くなっていますが、それらに農薬が残留し、最終食品にまで農薬が残っているのではないかという不安を抱いている人もいるでしょう。

日本でも海外でも、野菜や果物、穀類を栽培する際には、通常農薬が使われています。したがって、農薬が収穫された作物に残留していることは、十分あり得ることです。現在、日本では、野菜や果物に対する残留農薬の規制は、かなり厳しくなっています。以前は一部の農薬に対してしか、残留基準が設定されておらず、それ以外の農薬は野放し状態でした。

しかし、今は農水省に登録されて使用が認められている農薬（有効成分として約560種類）の大半は各農作物ごとに残留基準が設定されています。また、基準の設定されていない場合は、一律基準である0・01ppm（ppmは、100万分の1を表す濃度の単位）が適用されます。そして、農作物や加工食品などに残留基準または一律基準を超えて農薬が残留していた場合、それらを流通させることはできません。

一般に残留農薬が検出されるのは、生鮮野菜や果物、あるいは輸入の穀物や果実であることが多く、加工食品である飲み物やお菓子から検出されるケースは少ないのが現状です。では、実際の検査例を見てみましょう。

東京都では、市販されている野菜、果物、米、乳、加工食品などについて、毎年残留農薬の検査を行っています。２０１６年度の調査では、国内で生産された３３２品目を検査したところ、62品目（18・７％）から農薬が検出されました。ただし、残留基準や一律基準を超えたものはありませんでした。

▼加工食品に残留する農薬

検査された食品のうち加工食品は、穀類加工品7品目、清涼飲料水7品目、果実・野菜加工品3品目、菓子類6品目、その他の加工品7品目の合計30品目でした。検査の結果、生菓子1品目から殺虫剤のジノテフランが０・０１ppm、生菓子1品目から殺虫剤のアセタミプリドが０・０１ppm検出されました。また、りんごジュース（濃縮還元）1品目からアセタミプリドが０・０１ppm検出されました。

また、２０１５年度の調査では、国内で生産された３１０品目について検査が行われ、81品目（26・１％）から農薬が検出されました。

検査された食品のうち加工食品は、液卵1品目、穀類加工品7品目、清涼飲料水7品目、野菜加工品5品目、菓子類4品目、その他の加工品7品目の合計31品目でした。検査の結果、清涼飲料水1品目からアセタミプリドが0・01ppm、清涼飲料水1品目からジノテフランが0・02ppm検出され、これは一律基準の0・01ppmを超えていました。また、その他の加工品1品目から殺虫剤のメチダチオンが0・01ppm検出されました。

以上の調査において、生菓子については詳しい内容は不明ですが、おそらく原材料として使われた果物あるいは野菜にそれらの農薬が残留していて、最終食品の生菓子にまで残留していたと考えられます。りんごジュース、清涼飲料水、その他の加工品についても同様です。

市販の飲み物やお菓子などの加工食品に残留している農薬は微量といえます。ただし、農薬が残留しているかどうかについて、消費者が知ろうとしても困難な状況です。添加物のように表示されているわけではないからです。メーカーには、原材料をよく洗浄したり、製品について常時検査を行うなどして、農薬が残留しないようにしてもらいたいものです。

4 遺伝子組み換え食品は安全か、否か

▼お菓子に使われている遺伝子組み換え作物

ポテトチップスの原材料名を見ると、必ず「じゃがいも（遺伝子組換えでない）」と表示されています。つまり、原材料として使っているじゃがいもは遺伝子組み換えされたものではないということです。現在、日本では、厚生労働省が認可した遺伝子組み換え作物を食品として利用することは認められています。そこで、遺伝子組み換えでないじゃがいもを使っていることをアピールしているのです。

日本はアメリカから大量の食糧を輸入していますが、同国では、遺伝子組み換えされたトウモロコシや大豆、じゃがいもなどが生産されています。とくにトウモロコシと大豆ではそれらの割合が多く、９割以上が遺伝子組み換えされたものとされています。日本はアメリカからトウモロコシや大豆を輸入し、加工食品の原料に使っています。そのため、遺伝子組み換えされたものが原材料に使われる可能性があるのです。

遺伝子組み換え作物とは、細菌やウイルスなど別の生物の遺伝子の一部を切り取り、大豆やトウモロコシなどの植物の細胞に組み込んで、それを育て上げたものです。場合によっては、人工的に作った遺伝子を組み込むこともあります。日本では、すでに

320品種の遺伝子組み換え作物が安全と判断され、食品として流通できることになっています。作物としては、じゃがいも、トウモロコシ、大豆、ナタネ、綿、アルファルファ、パパイヤなどで、小麦は入っていません。これらのほとんどは、害虫抵抗性と除草剤耐性の作物です。

害虫抵抗性とは、文字通り特定の害虫、すなわち作物を食い荒らす昆虫に抵抗性をもっているということです。今、アメリカやカナダなどで栽培されているのは、蛾の幼虫やてんとう虫に抵抗性のある作物です。バチルス・チューリンゲンシスという土壌などに生息する細菌（通称BT菌）の遺伝子の一部を、トウモロコシやじゃがいもなどに組み込んだものです。

遺伝子の働きで、蛾の幼虫やてんとう虫が食べると死んでしまう殺虫毒素が、細胞のなかに作られます。そのため、害虫の被害を受けにくいというわけです。

一方、除草剤耐性は、特定の除草剤を使っても、枯れないというものです。これは、ある種の土壌細菌の遺伝子の一部を切り取って、作物の細胞のなかに組み込んだもの。その遺伝子が働いて、ある種の酵素が作られます。この酵素は、除草剤のグリホサート（商品名は「ラウンドアップ」）やグルホシネート（商品名は「バスタ」）などの作用を失わせる働きがあります。そのため、それらの農薬を撒布しても枯れないというわけです。

アメリカやカナダ、ブラジルなどでは、こうした害虫抵抗性または除草剤耐性、あるいは両方を兼ね備えた大豆、ナタネ、トウモロコシ、綿、じゃがいもなどが栽培されており、すでに大豆、ナタネ、トウモロコシの大半は遺伝子組み換えのものになっている状況です。

▼遺伝子組み換え食品の表示

遺伝子組み換え作物は、食品表示法に基づいて表示が義務付けられています。それは、次のような3種類の表示です。

・遺伝子組み換え
・遺伝子組み換え不分別
・遺伝子組み換えでない

「遺伝子組み換え」という表示は、遺伝子組み換え作物を原材料に使っている場合になされます。たとえば、ポテトチップスを製造する際に、遺伝子組み換えじゃがいもを使っていた場合、原材料名の所に、「じゃがいも（遺伝子組み換え）」と表示されるわけです。

「遺伝子組み換え不分別」は、遺伝子組み換え作物とふつうの作物が分別されておらず、混じり合っている可能性がある場合に表示されます。

たとえば、ある地域で、遺伝子組み換えトウモロコシと非組み換えのトウモロコシが栽培されていたとします。それらを収穫した際、とくに非組み換えのトウモロコシだけを集めたのでなければ、組み換えされたトウモロコシも含まれることになります。こういう場合に「遺伝子組み換え不分別」と表示されるのです。

「遺伝子組み換えでない」という表示は、文字通り遺伝子組み換えされていない作物を原料に使っている場合に使われます。これは任意表示で、表示をしてもしなくてもかまいません。

一方、「遺伝子組み換え」「遺伝子組み換え不分別」という表示は義務表示で、これらに該当する原材料を使った場合、表示しなければなりません。

ただし、これらの表示は、「主な原材料」についてのみです。「主な原材料」とは、原材料の重量に占める割合が高いもので、上位3位までのもの、かつ原材料の重量に占める割合が5％以上のものです。

ですから、たとえばある食品にじゃがいもが使われていたとしても、重量順で第4位であるか、全重量の5％以下である場合、それが遺伝子組み換えされたじゃがいもであっても、「じゃがいも（遺伝子組換え）」という表示をしなくてもいいということです。

なお、大豆やトウモロコシで、意図的ではなく遺伝子組み換えのものが混じってしまった場合、全体の5％以下であれば「遺伝子組み換えでない」の表示が認められています。ただし、これについては消費者庁が見直しを検討しており、「不検出」の場合のみ、「遺伝子組み換えでない」という表示が認められることになるかもしれません。

▼表示されない遺伝子組み換え作物

加工食品のなかには、原材料に遺伝子組み換え作物を使っていても、無条件で「遺伝子組換え」という表示が免除されているものがあります。食用油やしょう油です。

食用油の場合、当然ながら成分は油ということになります。大豆油の場合、大豆から油を取り出して、余計なタンパク質などは取り除かれます。

遺伝子組み換え大豆は、細菌などの遺伝子を組み込み、その働きによってタンパク質から成る殺虫毒素や酵素を作るようにしたものです。油を取り出す際に、それらのタンパク質は取り除かれ、大豆油には含まれません。また、組み込まれた遺伝子も見つかりません。そのため、組み込まれた遺伝子が食用油におよぼす影響はほとんどないという理由で、「遺伝子組換え」という表示が免除されているのです。

しょう油も同様です。しょう油は、大豆を発酵させることで作られます。その発酵の過程で、組み込まれた遺伝子が作り出したタンパク質は分解されてしまいます。また、しょう油からは、組み込まれた遺伝子も見つかりません。そのため、表示が免除されているのです。このほか、ナタネ油、コーン油、コーンフレーク、綿実油、水あめ、果糖ぶどう糖液糖、デキストリンなども、大豆油やしょう油と同じような理由で、無条件で表示が免除されているのです。ちなみに、市販のしょう油には、たいてい「大豆（遺伝子組み換えでない）」という表示がされています。メーカーが遺伝子組み換え作物を嫌う傾向にある日本人の消費者心理を考慮して、遺伝子組み換えでない大豆を輸入して使っているのです。そのことを消費者にアピールするために「大豆（遺伝子組み換えでない）」と表示しているのです。

▼遺伝子組み換えで作られる添加物

遺伝子組み換えを利用して生産された食品添加物も使用が認められています。それは、遺伝子組み換えを行った細菌に特定の物質を作らせて、それを添加物として利用するというものです。すでに、キモシンやα-アミラーゼ、リパーゼなどの酵素、さらにリボフラビン（ビタミンB_2）など全部で40品目が認可されています。キモシンやα-アミラーゼなどの酵素は、もともと既存添加物として使用が認められているものです。遺伝子組み換えで作られたそれらの酵素も既存添加物と同等の扱いがなされています。

既存添加物の酵素は、一括名表示が認められています。つまり、キモシンを使っても、α-アミラーゼを使っても、「酵素」とだけ表示すればよいのです。遺伝子組み換えによって作られたキモシンやα-アミラーゼなども同様で、「酵素」と表示すればよいのです。その際、とくに「遺伝子組み換え」などの表示はしなくてもよいことになっています。天然の酵素も、遺伝子組み換えで作られた酵素も基本的には同じものという考えからです。したがって、知らないうちに遺伝子組み換えで作られた添加物を食べてしまっている可能性があるのです。

▼「遺伝子組み換え作物は安全である」という米国の発表

さて、遺伝子組み換え食品の安全性は、実際のところはどうなのでしょうか？

遺伝子組み換え作物の栽培はとくにアメリカで盛んですが、同国の米科学アカデミーは、2015年5月、「遺伝子組み換え作物は、人間や動物が食べても安全である」という結論をまとめ、『米国科学アカデミー紀要』に発表しました。

その報告によると、トウモロコシや大豆などの遺伝子組み換え作物を対象として、過去20年間の約900件の研究成果と約800人の研究者などの見解を検討した結果、「遺伝子組み換え作物は、がんや肥満、胃腸や腎臓の疾患、自閉症、アレルギーなどの増加を引き起こした証拠はない」という結論にいたったというのです。つまり、遺伝子組み換え作物は、安全性に関して、通常の作物と変わりはないということです。

ちなみに、米科学アカデミーとは、学術機関である全米アカデミーズ（会員数・約5500名）に所属する非営利団体で、政府や議会からは独立した組織とされています。会員は、自然科学や医学、社会科学、人文科学の分野で、科学的根拠に基づいた論文を『米国科学アカデミー紀要』に発表しています。

今回の発表がどこまで正しいのかは、まだ実際のところ判断は難しいように思いますが、遺伝子組み換え作物でもっとも問題なのは、「アレルギーを起こさないか」という点だと考えられます。なぜなら、組み込まれた遺伝子が作り出すのは、ある種のたんぱく質であり、それがアレルゲンとならないかが、一つのポイントだからです。

今回の発表では、アレルギーについても、「増加を引き起こした証拠はない」という結論になっています。遺伝子組み換え作物に含まれるこれらのたんぱく質は、もともとは細菌が作り出すものであり、人間がこれまで摂取してきたものではありませんが、とくにアレルゲンとなって、症状を引き起こしたという証拠はないと言っているわけです。今回はこうした結果になっていますが、今後も遺伝子組み換え作物の安全性については、注意深く見守っていかなければならないでしょう。

避けてほしい危険性の高い添加物一覧

［発がん性やその疑いがある］

・着色料……タール色素（赤色2号、赤色3号、赤色40号、赤色102号、赤色104号、赤色105号、赤色106号、黄色4号、黄色5号、青色1号、青色2号、緑色3号）、二酸化チタン、カラメルⅢ、カラメルⅣ

・甘味料……アスパルテーム、ネオテーム、サッカリン、サッカリンNa（ナトリウム）

・発色剤……亜硝酸Na（ナトリウム）　ただし、亜硝酸Naそのものではなく、それが化学変化したニトロソアミン類に強い発がん性が認められている。

・小麦粉改良剤……臭素酸カリウム

・防カビ剤……OPP（オルトフェニルフェノール）、OPP-Na（オルトフェニルフェノールナトリウム）、ピリメタニル、フルジオキソニル、プロピコナゾール

・漂白剤……過酸化水素

・酸化防止剤……BHA（ブチルヒドロキシアニソール）、BHT（ジブチルヒドロキシトルエン）

[催奇形性やその疑いがある]
・防カビ剤……TBZ（チアベンダゾール）
・酸化防止剤……EDTA-Na（エチレンジアミン四酢酸ナトリウム）

[急性毒性が強く、臓器などに障害をもたらす可能性がある]
・防カビ剤……イマザリル、ジフェニル、アゾキシストロビン
・漂白剤……亜硫酸Na（ナトリウム）、次亜硫酸Na（ナトリウム）、ピロ亜硫酸Na（ナトリウム）、ピロ亜硫酸K（カリウム）、二酸化硫黄
・保存料……安息香酸Na（ナトリウム）、パラベン（パラオキシ安息香酸エステル類）　安息香酸Naはビタミンと化学反応を起こして、人間に白血病を起こすベンゼンに変化することがある。

[体内で異物となって、臓器や免疫などに障害をもたらす可能性がある]
・アセスルファムK（カリウム）、スクラロース

おわりに

飲み物やお菓子は、私たちに独特の至福感をもたらしてくれるという点で、ほかの食品とは違う面があります。一方、飲み物やお菓子にも、たんぱく質や炭水化物、脂肪、ミネラル、ビタミンなど、体にとって必要な栄養素が含まれており、その点ではほかの食品と同様な面もあります。

しかし、困った問題があります。飲み物やお菓子を製造・販売する企業は、私たち消費者の健康よりも、利益を上げることを優先させている傾向にあるため、きれいに着色したり、刺激的なにおいをつけたり、効率よく生産したり、ダイエットをうたったりなどの目的のために、安全性の疑わしい様々な添加物を安易に使っているのです。

一方、添加物を規制する立場の厚生労働省は、業者寄りの行政を行っているため、安全性の疑わしい添加物の使用を禁止しようとはせず、逆に添加物の数を増やし続けています。これが現状なのです。

ですから、消費者としては、自分や家族の健康を守るために自己防衛を図っていかなければなりません。つまり、危険性の高い添加物を使っている飲み物やお菓子、その他の食品を食べないようにすることが必要なのです。

今や日本人の3人に1人が、がんで死亡しているという紛れもない事実があり、また2人に1人ががんを発病している状況です。さらに、高齢化社会ということもあって、認知症が増えており、脳卒中で亡くなる人もたくさんいます。

こうした状況を招いている一因として、添加物が考えられます。毎日食品とともに摂取し続けている添加物の影響が長い間に積もり積もって、がんが発生している可能性が高いのです。また、合成甘味料が脳卒中や認知症のリスクを高めていることも考えられます。

至福感をもたらす飲み物やお菓子ですが、危険性の高い添加物を含む製品は、できるだけ避けるようにしてください。そうすることで、添加物による害を減らすことができるでしょう。本書がその一助になることを願ってやみません。

なお、本書の編集・制作にあたっては、大和書房編集部の油利可奈さんに労をとっていただきました。この場を借りて、お礼を申し上げたいと思います。

２０１９年４月　渡辺雄二

※商品パッケージ、表示などは２０１９年１月〜４月時点のものです。

渡辺雄二（わたなべ・ゆうじ）
1954年生まれ、栃木県宇都宮市出身。千葉大学工学部合成化学科卒業。消費生活問題紙の記者をへて、1982年にフリーの科学ジャーナリストとなる。食品・環境・医療・バイオテクノロジーなどの諸問題を消費者の視点で提起し続け、雑誌や新聞に精力的に執筆。とりわけ食品添加物、合成洗剤、遺伝子組み換え食品に造詣が深く、全国各地で講演もおこなっている。
著書には『「食べてはいけない」「食べてもいい」添加物』『コンビニの「買ってはいけない」「買ってもいい」食品』（以上、大和書房）、『飲んではいけない飲みもの 飲んでもいい飲みもの』『買ってはいけないお菓子 買ってもいいお菓子』『買ってはいけない調味料 買ってもいい調味料』『買ってはいけないインスタント食品 買ってもいいインスタント食品』（以上、だいわ文庫）、『加工食品の危険度調べました』（三才ブックス）、『食べるなら、どっち!?』（サンクチュアリ出版）、ミリオンセラーとなった『買ってはいけない』（共著、金曜日）などがある。

＊本作品は、当文庫のための書き下ろしです。

だいわ文庫

買《か》ってはいけない飲《の》み物《もの》・お菓子《かし》
買《か》ってもいい飲《の》み物《もの》・お菓子《かし》

著者 渡辺雄二《わたなべゆうじ》

二〇一九年五月一五日第一刷発行
二〇二三年九月五日第二刷発行

発行者 佐藤 靖
発行所 大和《だいわ》書房
東京都文京区関口一－三三－四 〒一一二－〇〇一四
電話 〇三－三二〇三－四五一一

フォーマットデザイン 鈴木成一デザイン室
本文デザイン 福田和雄(FUKUDA DESIGN)
本文写真 原 幹和
本文印刷 信毎書籍印刷
カバー印刷 山一印刷
製本 ナショナル製本

ISBN978-4-479-30760-0
乱丁本・落丁本はお取り替えいたします。
http://www.daiwashobo.co.jp